ゼッタイ聞きたい
さわ先生の人気講座

間違えたくない
問題を必ず解く！

看護国試に
よく出る疾患
BEST 10

看護国試専門予備校 さわ研究所 講師陣 著

医歯薬出版株式会社

This book was originally published in Japanese
under the title of :

Zettai Kikitai Sawa-Sensei-no Ninki-Koza
Kangokokushi-ni Yokuderu Shikkan Besuto 10

Sawa, Kazuyo
  President, Sawakenkyujo
Sawakenkyujo lecturers

© 2016 1st ed.

ISHIYAKU PUBLISHERS, INC.
  7-10, Honkomagome 1 chome, Bunkyo-ku,
  Tokyo 113-8612, Japan

はじめに

　人はみな健康でありたいと願っています．しかし，突然病に倒れることがあり，その瞬間から日常生活が一変してしまいます．治療を受けるために入院したり，在宅での療養を強いられたりすることで，はじめて健康のありがたさに気づく人が多いと思います．また，疾患の多くに生活習慣が関わっていることを知るたびに，疾患予防にかかわるという看護の役割がいかに重要であるかを痛感させられます．

　さて，看護師を目指しているみなさんにとって，直近の目標は看護師国家試験に合格することだと思います．とはいえ，とくに実習中は，事前学習やレポート作成のために睡眠時間を削ることもあり，想像していた以上に大変だと思います．なかには，実習と国家試験対策の両立は難しいと感じて，焦っている人や不安を募らせている人もいるでしょう．しかし，国家試験対策に長年かかわってきた経験から，実習での学びこそが国家試験合格の鍵を握っていると感じています．

　重要なことは実習での学び方です．受け持たせていただく患者さんの疾患について，病態と看護を中心に勉強される人が多いと思いますが，多くの学生さんから「関連図が書けない」「アセスメントできない」という話を聞きます．くわしく話を聞いていくと，それらの原因はおそらく，人間の身体の仕組みそのものをきちんと理解していないことにあります．人間の身体の構造と機能がわからなければ，疾患の成り立ちも看護もつながりません．たとえば腎不全の患者さんの看護をするとき，皆さんはどのように看護展開しますか？　私がおすすめしたい勉強法は，真っ先に正常な腎臓の構造や機能について復習することです．そして，腎不全というのは腎臓の機能が低下して，腎臓本来の仕事ができなくなっている状態ですから，いったいどの程度機能が低下しているのだろうか？　それを知るために何の検査をするのか？　結果はどうだったのか？　この結果から予測できることは何か？　どのような症状が出現するのだろうか？　この状態にある患者さんに必要な看護は何か？　と考えていくことがポイントだと思います．

　そこで，『解剖と疾患と看護がつながる！』(2010年初版発行，医歯薬出版）という本を出版しました．すると，多くの方から「解剖と疾患と看護がつながっていく勉強はおもしろい！」「楽しい！」という感想をお寄せいただきました．さらに「他の疾患についてももっと勉強したい！」という声や「看護展開の力をつけたい！」というご要望も多く寄せられたため，今回は，最近の看護師国家試験に出題された疾患のなかから，各領域の頻出疾患を取りあげて解説しました．日頃よく耳にする疾患ばかりだと思います．しっかり看護展開できるよう，解剖から疾患をふまえたうえで必要な情報の取り方などを学んでいただければと思います．情報不足のまま思い込みで看護をすることなく，病態からアセスメントできる力を身につけ，正確な知識にもとづく看護ができるプロフェッショナルとして成長されますことを願っております．

　最後に，みなさん全員が看護師国家試験に合格されることを心からお祈りいたします．

さわ　和代

CONTENTS

Chapter 1	心筋梗塞	1
Chapter 2	肺　癌	19
Chapter 3	大腸癌	39
Chapter 4	脳梗塞	55
Chapter 5	大腿骨頸部骨折	79
Chapter 6	ネフローゼ症候群	97
Chapter 7	乳　癌	117
Chapter 8	川崎病	133
Chapter 9	白血病	147
Chapter 10	統合失調症	169
Appendix	関連図のかき方　ワンポイント講座	187

Chapter 1　心筋梗塞

例題　　　　　　　　　　　　　　　　　　　　第85回看護師国家試験問題

次の文を読み［例題1-1］［例題1-2］［例題1-3］に答えよ．

63歳の男性．会社役員．朝食後気分が悪くなり左前胸部の絞扼感が出現し30分程度安静にしていたが，軽快しないため救急車で来院した．顔面は蒼白で苦悶様表情あり，呼吸困難を訴え泡沫状の痰を喀出している．脈拍数110/分．呼吸数32/分．血圧80/60mmHg．心電図検査ではV_1〜V_4でSTの上昇を認め，急性心筋梗塞（前壁中隔）と診断され入院した．

[例題1-1]　入院時のアセスメントとして誤っているものはどれか．
1. 心原性ショックである．
2. 室内歩行は可能である．
3. 心電図モニター装着が必要である．
4. 酸素吸入が必要である．

[例題1-2]　急性期の観察事項で重要でないのはどれか．
1. 腹壁静脈の怒張
2. 前胸部の絞扼感
3. 血圧値
4. 時間尿量

[例題1-3]　急性期の看護で誤っているのはどれか．
1. 患者が不安を表出できる雰囲気をつくる．
2. 排便時はポータブルトイレを使用する．
3. バイタルサインが安定するまでは禁飲食である．
4. 病状説明は患者と家族とが別々に受けられるようにする．

（解答・解説はp13）

> **心筋梗塞と国試問題**
>
> 　日本人の死因の約60％は生活習慣病です．2014（平成26）年，心疾患の死因順位は第2位で，そのうちの約半数が心筋梗塞などの虚血性心疾患です．心筋梗塞は非常に死亡率が高く，合併症で死に至ることも多い疾患です．なかでも不整脈による死亡を防ぐためには，看護師も心電図について理解しておかなければなりません．国家試験の出題傾向をみても，人体の構造や機能をふまえて，正常を逸脱した場合に起こることをアセスメントする力を問う問題が多くなっています．

［ 心筋梗塞の問題を解くための基礎知識 ］

心臓と冠動脈

　心臓は全身に酸素や栄養を送り出す重要な臓器です．私たち成人の1日の心臓の拍動数は約10万回にも及びます．心臓は全体が筋肉でできています．その筋肉が働き続けるために必要な酸素や栄養は冠動脈が供給しています．冠動脈は，左心室を出たすぐのところの上行大動脈から右冠動脈（RCA）と左冠動脈（LCA）の2本が出ています．さらに左冠動脈はすぐに2つに枝分かれして，前方を心臓先端に向かって下っていく前下行枝（LAD）と，左心室の基部を回って後面に分布する回旋枝（LCX）になり，心臓の表面から内部へと細かい枝を出して，心筋細胞へ酸素や栄養を供給しています．それでは，冠動脈全体を **図1-1** で確認してみましょう．

　大動脈は次々に枝を出しながら全身を巡りますが，冠動脈は最初の枝となる血管です．そのため，最も酸素分圧の高い血液が流入します．灌流する血液量は安静時では心拍出量の約5％にすぎませんが，激しい運動時にはその4倍以上に増加します．

動脈硬化症

　動脈硬化症とは，過剰なコレステロールが血管の壁に入り込んで血管がもろくなった状態です．おもな動脈硬化症に粥状硬化（アテローム硬化）があります．これは大動脈や冠動脈，頸動脈，腸骨動脈などに起こりやすく，心筋梗塞や脳梗塞などの発症原因となるため，臨床上とても重要です．

発生機序（図1-2）
① 動脈壁の内側にある内膜は，内皮細胞と内皮下層に分けられます．血液中の過剰なLDLコレステロール（低比重リポ蛋白）は内皮細胞を傷つけ，内部に侵入します．
② LDLコレステロールが動脈壁内に侵入すると，続いて白血球の一種である単球が入り

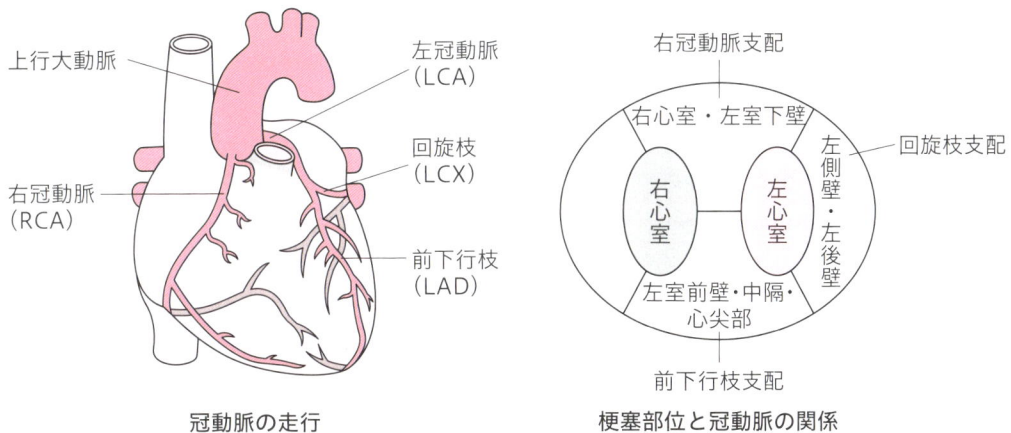

図 1-1　冠動脈

右冠動脈は，右心房，右心室，左室下壁などを栄養しています．左冠動脈は，長さ約 1cm の主幹部の後，前下行枝と回旋枝に分岐します．前下行枝は，左室前壁，心室中隔，心尖部を栄養しています．とくに心室中隔では 2/3 に分布していて，左室のポンプ機能を維持するうえで重要な役割を担っています．回旋枝は，左室側壁，左室後壁を栄養しています．

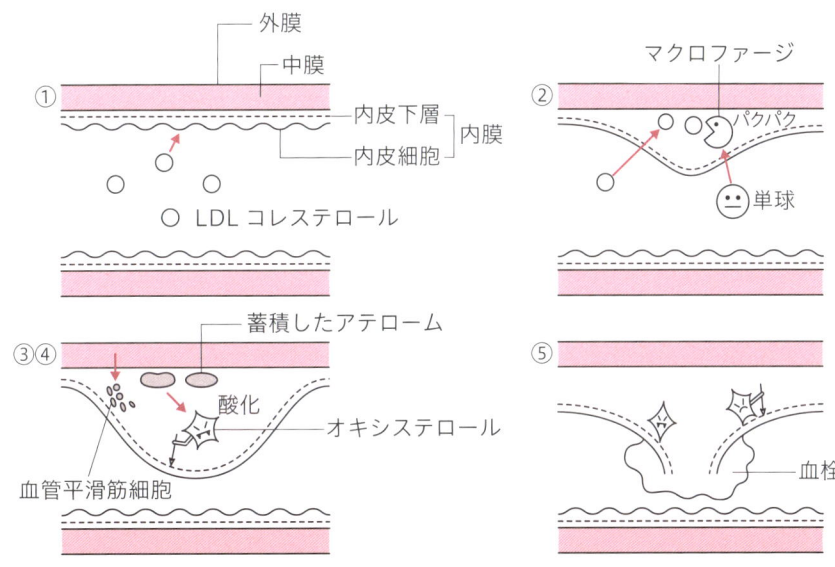

図 1-2　動脈硬化症の発生機序

込みます．単球はマクロファージ（貪食細胞）となり LDL コレステロールを食べて大きくなり，アテロームとなります．

③　アテロームの中のコレステロールが酸化されて，「オキシステロール」に変化します．オキシステロールには毒性があるため炎症を引き起こし，その結果，動脈の中膜から「血管平滑筋細胞」が移動し，血管壁が肥厚することで血管内腔の狭窄が起こります．

④　炎症が慢性化すると，アテロームを覆う被膜の細胞が壊死し菲薄化します．また，マク

ロファージが出す蛋白分解酵素によって内膜がさらに薄くなります．
⑤ 薄くなった被膜と内膜が破れると，それらを修復するため血小板が集まり，血栓を形成します．

　動脈硬化になってしまった血管を健康な状態に戻すのは簡単ではありません．しかし，血液中の LDL コレステロールを減らすことで血管内皮の炎症を抑えることができるため，結果として動脈硬化の進行を抑制したり，改善したりすることができます．

心筋梗塞の理解と看護

　それでは，今回のメインテーマ「心筋梗塞」のお話を進めましょう．心筋梗塞は死亡率 30％ と高く，とくに発作直後から 12 時間以内に死亡することが多いとされている重篤な疾患です．

心筋梗塞の原因と誘因

虚血性心疾患

　虚血性心疾患という用語を聞いたことがありますか？　虚血性心疾患（IHD）は，冠動脈から心筋への血液供給が減少または停止して心筋が血液不足となるために引き起こされる疾患群のことをいいます．

　動脈硬化などによって冠動脈が狭窄し，十分に拡張できなくなった状態が狭心症で，一時的な心筋の酸素不足から胸痛発作が起こります．また，血栓などで冠動脈が閉塞し，酸素欠乏から心筋細胞が壊死してしまった状態が心筋梗塞です．これらの疾患を虚血性心疾患といいます．

　虚血性心疾患を大きく区分すると，労作性狭心症と急性冠症候群に分かれます．不安定狭心症，急性心筋梗塞，心臓突然死などは，アテロームの破綻に続発するもので，その部位に急激に生じた血栓によって冠動脈内腔が不完全閉塞または閉塞して発症することが明らかとなりました（**図 1-3**）．これらの病態が急性冠症候群です．

急性心筋梗塞

　心筋梗塞の急性期は急性心筋梗塞とよばれます．心筋壊死の部位や広がりによって，また，原因となった冠状動脈（責任動脈）によっても病態や重症度が異なります（**表 1-1**）．

　冠動脈の閉塞により，心筋はすぐに虚血状態となります．その後，心筋壊死の範囲は時間をかけて徐々に広がっていきます．心筋の内膜側は外膜側に比較して仕事量が多く，酸素需要度が高いため，心筋壊死（梗塞）の範囲は通常，心内膜側から始まり，心外膜側へと広がっていきます．

　心筋の壊死が心内膜層にとどまるものを心内膜下梗塞（非貫通性梗塞）といい，心内膜層から心外膜層までに至るもの（心筋壁全層の壊死）を貫壁性梗塞といいます（**図 1-4**）．一般的に心筋梗塞の多くは貫壁性梗塞を呈します．

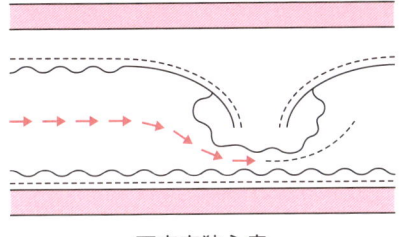

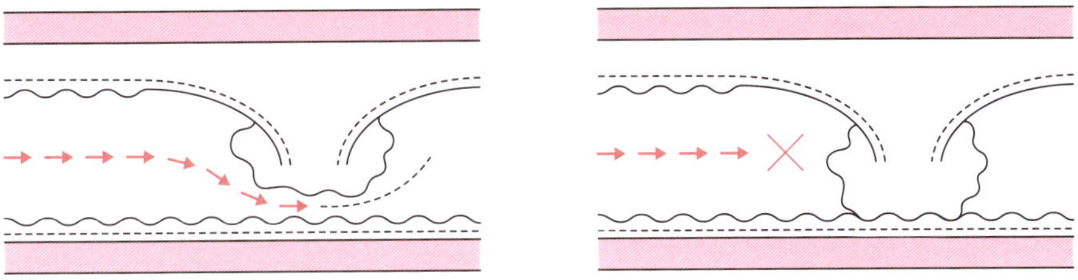

図 1-3　アテローム破綻による血栓形成と急性冠症候群

表 1-1　冠動脈の閉塞部位と梗塞の好発部位

閉塞部位の模式図			
梗塞の好発部位	下壁梗塞	前壁中隔梗塞	側壁梗塞

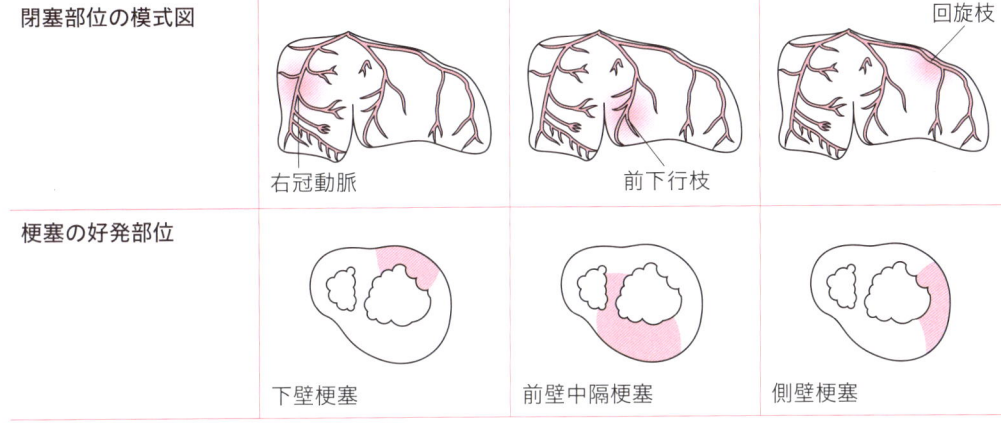

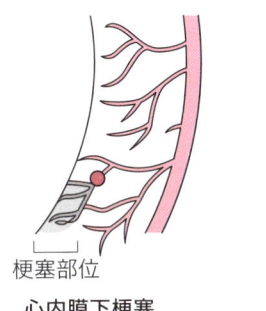

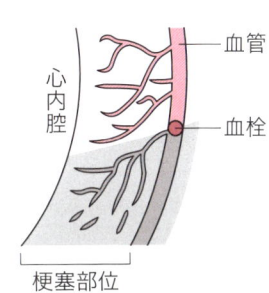

図 1-4　心内膜下梗塞と貫壁性梗塞

心筋梗塞になりやすい人

心筋梗塞になりやすい人とはどんな人でしょうか？　心筋梗塞は生活習慣病の１つで，日頃の生活習慣の積み重ねから脂質異常症や動脈硬化をきたし，冠動脈内のアテローム（粥腫）の破綻が原因で血栓が形成され，その結果，血管が閉塞するものでした．

動脈硬化は一般的には男性に多く，心筋梗塞も同様のことがいえます．しかし，更年期以降の女性では，閉経後エストロゲンの減少に関与し，発症の割合が急増します．

表 1-2　フリードマン A タイプの行動パターン

- 極端な競争心
- 達成への努力
- 攻撃性
- 短気，じっとしていられない
- 時間に追われている

表 1-3　心筋梗塞の症状・合併症

不整脈	半数以上：心室性期外収縮 10〜20％：心室頻拍，心室細動 下壁梗塞では洞停止，洞房ブロック，房室ブロック
心不全	20〜50％：呼吸困難を伴ううっ血性心不全 左室心筋の 40〜50％以上の心筋の壊死で心不全やショック
ショック	広範囲な心筋壊死（左室心筋の 40〜50％以上）により心臓のポンプ機能が破綻し，心原性ショックを合併する．
心膜炎	約 20％の症例で，発症直後から 1 週間以内に認められる．
心破裂	発症後 2 週間以内に梗塞部位の亀裂から生じる．
心室瘤	梗塞を起こした部分が心内膜，筋層まで及ぶと心室瘤を形成し，心機能を阻害する．

　また，狭心症や心筋梗塞などの虚血性心疾患には，生活習慣以外に性格行動パターンも関与していると考えられています．表 1-2 に示す項目に該当する行動パターンをもつ人をフリードマン A タイプといい，自らストレスの多い生活を選んでしまうというものです．交感神経が優位となっていることが多いために心臓や血管に負担がかかり，虚血性心疾患のリスクがそうでない人の約 2 倍になるといわれています．

心筋梗塞の症状

　心筋梗塞の発作は，早朝から午前中に多い傾向にあります．そのうちの約半数は狭心症の発作（前駆狭心症）を経て，心筋梗塞を起こす場合が多いようです．ただし，突然発症する場合もあります．発作時の胸痛は 30 分以上持続する耐えがたい強烈な胸痛で（強い絞扼感や圧迫感，また胸内苦悶など），疼痛に対して冷汗や悪心・嘔吐といった消化器症状を認めることもあります．一方，患者さんの約 10％は無痛性の発作で，無痛性心筋梗塞は高齢者や糖尿病患者，高血圧患者などにしばしばみられます．

　痛みの部位は前胸部や心窩部が多く，また左肩，左上肢，頸部，顎などに放散することもあります（放散痛または関連痛といいます）．心筋梗塞の胸痛は狭心症発作よりも強く，持続時間も長いのが特徴的です．安静やニトログリセリンの舌下で軽快することはありません．

　これらの症状に加え，さまざまな合併症があり（表 1-3），これらの合併症により重篤な全身症状を引き起こす可能性があります．

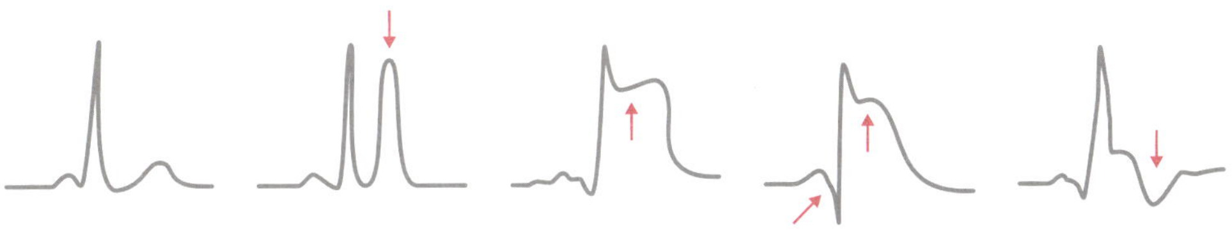

〈正常〉　　〈超急性期〉　　〈発症2〜3時間〉　〈数時間〉　　〈数日〜〉
　　　　　T波の増高　　　ST の上昇　　　　異常 Q 波　　数日で ST は基線に戻り，
　　　　　　　　　　　　　　　　　　　　　　　　　　　冠性 T 波が残る

図 1-5　ST 上昇型心筋梗塞（STEMI）の心電図

心筋梗塞の検査と診断

　心筋梗塞の患者さんが搬送されたらただちに検査と診断をおこない，治療を開始する必要があります．心筋梗塞を確定する検査には心電図検査や生化学的心筋マーカーがあり，重症度を評価する検査として心エコー，また，治療を見据えた検査として冠動脈造影があります．

心電図検査

　心筋梗塞を発症すると，典型例である ST 上昇型心筋梗塞（STEMI）といって，心筋虚血部位の誘導で**図 1-5** のような心電図の経時変化が起こります．しかし，心内膜下梗塞の場合は ST 上昇をきたさないことがあり，異常 Q 波は形成されません．

生化学的心筋マーカー

　発作後の血液中に増加するものとして，逸脱酵素のクレアチンキナーゼ（CK），AST，LDH があります．また，トロポニン T などのマーカーも発症後 3 時間ほどで上昇するため有効です（上昇のピークは，トロポニン T，CK → AST → LDH の順に現れます）．

心筋梗塞の治療

　次に治療についてお話しします．

救急室で実施する治療

　急性心筋梗塞の可能性がある患者さんが搬入されたら，救急室の段階で次のような初期対応をしますので，必要なものを準備して患者さんを待ちましょう（**図 1-6**）．

・**酸素吸入**　酸素分圧が低下すると予後が悪くなるため，ほとんどの場合は酸素吸入をおこないます．
・**静脈ラインの確保**　緊急を要する場合も多いため，静脈路の確保をおこないます．
・**安静**　労作は心筋への負担が増すため，身体的・精神的安静を保持します．
・**胸痛緩和**　狭心症との鑑別もかねてニトログリセリンを舌下投与または口腔内噴霧します

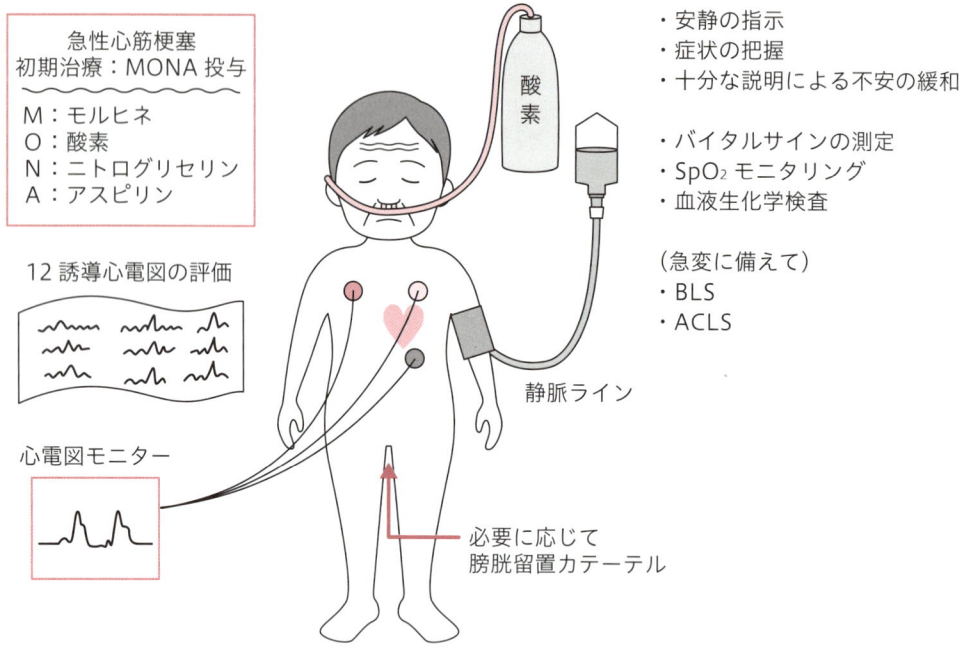

図1-6 急性心筋梗塞患者の初期対応

（ニトログリセリンは静脈拡張作用もあるため，胸痛が軽減しなくても心負荷軽減になります）．持続する胸痛に対してはモルヒネなどの麻薬性鎮痛薬を緩徐に静脈注射します（胸痛が持続することで心筋酸素消費量が増加してしまうため，胸痛緩和が大切です）．

- **不整脈対策** 心室性期外収縮が出現する場合はリドカインを静脈注射し，致死性不整脈（心室性頻拍，心室細動）への移行を予防します．徐脈性不整脈には硫酸アトロピンを静脈注射します．伝導障害（房室ブロックなど）では一時的ペーシングや体外式ペースメーカーを用います．
- **アスピリンの経口投与** アスピリンには抗血小板作用があるので心筋梗塞の再発，死亡率を減少させる効果があります．急性心筋梗塞が疑われる患者さんに禁忌がない場合は経口投与します．

再灌流療法

血栓溶解療法

ウロキナーゼや組織プラスミノーゲンアクチベータ（t-PA）を静脈注射します．ただし，発症から6時間以内であることが条件となります．また，出血性合併症が起こる可能性があるので，とくに血栓溶解療法の禁忌（**表1-4**）に該当しないことを確認します．

経皮的冠動脈インターベンション（PCI）

橈骨動脈や大腿動脈から経皮的に挿入したバルーンカテーテルまたはステントを冠動脈の狭窄部位に留置して拡張する治療です（**図1-7**）．従来は，バルーンを拡張させて狭窄部位を広

表 1-4 血栓溶解療法の禁忌

絶対的禁忌	活動性内臓出血 発症 2 カ月以内の脳血管疾患
相対的禁忌	10 日以内に大手術・分娩・深部組織生検 近年の消化管出血，大きな外傷 コントロール不良の重症高血圧（200/120mmHg 以上）

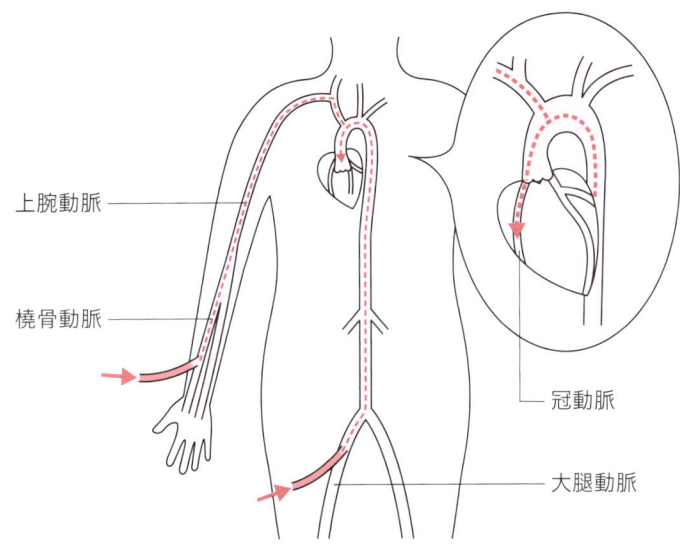

カテーテル穿刺に用いる動脈は橈骨動脈，大腿動脈など

図 1-7 経皮的冠動脈インターベンション（PCI）の穿刺部位

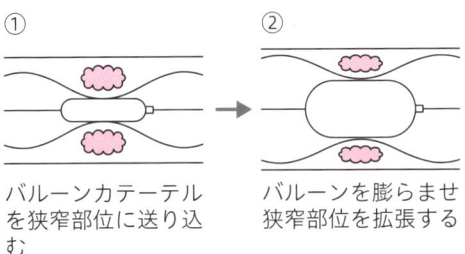

図 1-8 従来の経皮的冠動脈形成術（POBA）
再狭窄率が高かった．

げる方法（POBA）が一般的でしたが，再狭窄率が高いという問題がありました（図 1-8）．現在は，バルーンに被せた金属ステントをカテーテル手技で狭窄部位に到達させ，バルーンを拡張して留置する方法（冠動脈ステント術，図 1-9）が主流となっています．設備や人員の整った病院で発症直後（発症から 12 時間以内）に PCI をおこなうプライマリー PCI が主流と

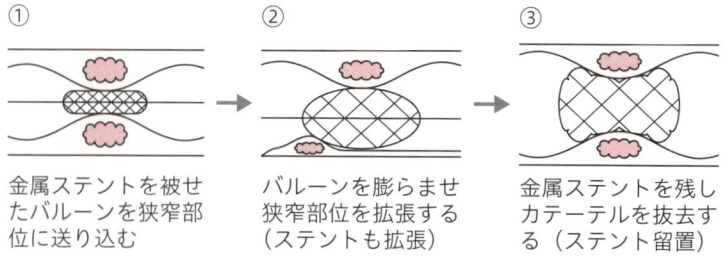

図 1-9　冠動脈ステント術
ステント留置後は，アスピリン，クロピドグレルによる抗血小板療法を 1 〜 12 カ月続けます．また，禁忌がなければ再発予防としてアスピリンの経口投与を無期限におこないます．

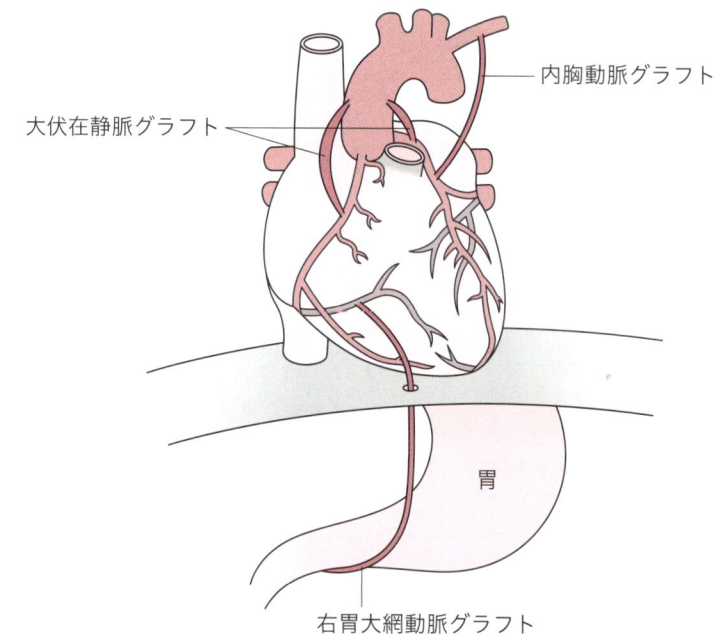

図 1-10　冠動脈バイパス術（CABG）
移植に用いる血管をグラフトといいます．以前は下肢の大伏在静脈がよく用いられていましたが，最近では内胸動脈や胃大網動脈のような吻合が 1 カ所で済むグラフトを用いることもあります．
近年，心臓を停止させずに（人工心肺などの体外循環を用いずに），拍動下で CABG を施行する off-pump バイパス術が普及しています．

なっています．カテーテルの太さにもよりますが，PCI 後は圧迫固定の器具を約 6 時間取り付け，止血が得られていることを確認します．

冠動脈バイパス術（CABG）
　高度狭窄部の末梢側にバイパスとなる移植血管を吻合して，虚血部への血流を回復する外科的治療です（**図 1-10**）．冠動脈の多枝病変や明らかに PCI 困難な症例でおこなわれます．CABG の適応を**表 1-5** に示します．

表 1-5　CABG の適応

- 左冠動脈主幹部病変における 50％以上の狭窄例
- 高度な多枝病変
- 病変部の長さが 1cm 以上（PCI 施行困難例）
- 冠動脈末梢枝の血液の流れが良好（径＞ 1.5mm，狭窄，不整なし）
- 左心機能が次の状態であるもの
  　　左室駆出力（EF）20％以上，左室拡張末期圧（LVEDP）20mmHg 以下

心筋梗塞の看護

　PCI などを実施した後は止血をおこない，止血部位の安静が必要となりますが，特別な合併症がないかぎり入院翌日から段階的に安静度を解除していきます．その際，受動座位→自力座位→ベッドサイドで足踏み→室内歩行→病棟内歩行→シャワー浴→入浴といったようなプログラムに沿っておこないます．また，運動負荷前後にはバイタルサイン，心電図を測定し，ST-T の変化，不整脈，胸痛発作，血圧低下がないことを確かめる必要があります．（p16 の〈急性心筋梗塞に対する急性期リハビリテーション負荷試験の進行基準〉参照）

　また，再発予防として退院後の生活習慣を見直すことが重要となります．虚血性心疾患の原因である動脈硬化を促進する冠危険因子をコントロールするために，禁煙，運動習慣の習得，食生活の改善，体重管理，精神的ストレスの軽減などについて指導します（**表 1-6**）．生活習慣を改善をすることで，生命予後を改善できる可能性があります．さらに，内服へのアドヒアランスを高められるようなかかわりが重要となります．再発予防に用いられるおもな薬物を**表 1-7** にあげます．

表 1-6　退院後の生活習慣の改善

食事	塩分制限	健康な成人の1日あたりの塩分摂取量は，男性 8.0g/日未満，女性 7.0g/日未満となることが推奨されています〔日本人の食事摂取基準（2015年版）〕．また，過剰な塩分は心負荷をきたすため，高血圧の患者さんには，1日あたりの塩分摂取量が 6.0g 未満になるように指導しましょう（高血圧治療ガイドライン 2014）． ［減塩のポイント］ ・1日に使う調味料の適正量を把握しましょう． ・インスタントのだしなどには塩分が含まれているので，できるだけ素材を生かしただしをとりましょう． ・しょうゆの代わりに酢やかんきつ類の酸味を生かしましょう．
	摂取エネルギー量	肥満の患者さんには，適切なエネルギー量を摂取するように指導しましょう．摂取エネルギー量は，まず標準体重〔＝身長(m)×身長(m)×22〕を計算し，標準体重1kgつき身体活動レベル（Ⅰ〜Ⅲ）に応じて 25〜35kcal をかけて求めることができます． ［例：身長165cm，活動レベルⅠの場合］ 標準体重は，1.65×1.65×22＝59.8（約60kg）ですから， 60×25＝1,500kcal/日が適切な摂取エネルギー量です．
	脂質制限	健康な成人の1日あたりの脂肪摂取量は，摂取エネルギー量の 20〜30％が基準値とされています． 食品に含まれる脂肪酸には，飽和脂肪酸（豚や牛，乳製品，ラードなど）や一価不飽和脂肪酸（オリーブオイルなど），多価不飽和脂肪酸（植物油，魚）などがあります．魚に含まれる脂肪酸である DHA（ドコサヘキサエン酸）や EPA（エイコサペンタエン酸）は動脈硬化予防になるため，これらを含む青魚を積極的に摂るように指導しましょう． ［DHA や EPA が多く含まれる魚］ かつお，さんま，ぶり，はまち，いわし，さば　など
禁煙		喫煙は，末梢血管収縮による血圧上昇，および動脈硬化性疾患のリスク因子となるため，禁煙を指導しましょう．
入浴		入浴は 4〜5Mets に相当します．また，湯温や静水圧は自律神経に影響するため，湯温は 40℃，入浴時間は 20 分程度に抑えるように指導しましょう．
性生活		性行為は 5Mets に相当します．心負荷が増すと考えられる過労時，飲酒後などは避けるように指導しましょう．
運動習慣		動脈硬化を招く脂質異常症のおもな原因は食べすぎや運動不足です． 運動には，中性脂肪を減少させ，HDL コレステロールを上昇させるはたらきがあります．とくに，内臓脂肪を減少させる有酸素運動（ウォーキング，ジョギング，水泳，サイクリングなど）を，やや汗ばむ程度の強度で毎日 30 分，または週 3 回以上実施するように指導しましょう．

表 1-7　冠危険因子と再発予防に用いられるおもな薬物

冠危険因子		再発予防に用いられるおもな薬物	
脂質異常症 糖尿病 高血圧 喫煙 年齢	性別 肥満 家族歴 慢性腎臓病（CKD）	β遮断薬 アスピリン スタチン系	…心拍数心筋収縮力を増大させる交感神経のはたらきを阻害します． …抗血小板作用をもち，血栓形成を予防します． …コレステロールの合成を阻害します．

心筋梗塞の国家試験問題にチャレンジ！

最初のページに出題した国家試験問題にチャレンジしてみましょう．
―――解けましたか？　それでは，解説を始めます．

[例題1-1]
正答は選択肢2．です．

1．心原性ショックである．　→○
　急性心筋梗塞の合併症に心原性ショックがありました．心原性ショックを生じると心臓のポンプ機能が破綻し，循環不全に陥った状態で血圧が低下します．この男性は血圧の低下がみられます．心原性ショックである可能性が高いと考えられます．また，急激な左心機能の低下により肺うっ血をきたし，泡沫状の痰の喀出がみられていると思われます．

2．室内歩行は可能である．　→×
　血圧80/60mmHgのショック状態では歩行できません．さらに心筋酸素消費量を最小限にするために安静が必要です．安静は治療の1つです．

3．心電図モニター装着が必要である．　→○
　入院時の12誘導心電図でV_1〜V_4でのSTの上昇がみられています．今後も不整脈対策のため心電図モニターを装着します．

4．酸素吸入が必要である．　→○
　心筋梗塞によって心筋が酸素欠乏に陥っています．必ず酸素吸入が必要です．

[例題1-2]
正答は選択肢1．です．

1．腹壁静脈の怒張　→×
　腹壁静脈の怒張は肝硬変などに伴う門脈圧亢進による症状の1つです．

2．前胸部の絞扼感　→○
　入院後も梗塞範囲が拡大する可能性があります．前胸部の絞扼感や胸痛発作などの症状の観察は重要です．

3．血圧値　→○
　入院時から血圧の低下がみられています．今後も循環動態の変化に伴う変動が考えられるため，観察は重要です．

4．時間尿量　→○
　血圧の低下があり呼吸困難を訴えていることから，広範囲の心筋が壊死していると考えられます．呼吸困難や泡沫状の痰は急性に左心機能の低下をきたしていることを意味します．そのため，左室駆出率が低下し，腎血流量が減少，時間尿量が減少することが考えられます．腎血

13

流量の減少による急性腎前性腎不全をきたすこともあるため観察は重要です.

[例題1-3]
正答は選択肢2.です.

1. 患者が不安を表出できる雰囲気をつくる.　→○

　心筋梗塞のような重篤な疾患では，患者自身が身体的な苦痛以外に，これからおこなわれる処置や治療に対する恐怖，自分の生命が脅かされていることに対する恐怖を感じていると考えられます．また，そばにいる医療者の対応そのものが患者さんに不安を与えてしまうこともあります．看護師は患者さんの状況をアセスメントしたうえで落ち着いた態度で接し，患者さんが不安を訴えやすい雰囲気をつくるように心がけます．

2. 排便時はポータブルトイレを使用する.　→×

　ベッド上での排泄です．必要に応じて膀胱留置カテーテルを挿入します．

3. バイタルサインが安定するまでは禁飲食である.　→○

　消化活動によって酸素消費量が増加することでの心負荷を避けるため，禁食にします．食事は，PCIなどの治療を実施し，バイタルサインが安定した後，血液検査の結果などを確認しながら開始となります．

4. 病状説明は患者と家族とが別々に受けられるようにする.　→○

　本来であれば，患者さんと家族で病状説明を受けるのが理想的ですが，現時点の患者さんは急性期ですので，病状説明は患者さんの不安を避けるために別々におこないます．

おわりに

　いかがでしたか？　心筋梗塞に至るまでの過程には，食生活，運動習慣，喫煙，ストレス，脂質異常症などが大きく影響しています．一般的に男性の病気のイメージがありますが，閉経後の女性はエストロゲンの減少によって罹患率が上昇します．いったん発症すると，重篤な疾患であるために生命に危険を及ぼしかねません．ですから，日頃の生活を改めてもらうことがとても大切です．また，発症し治療をおこなった後の再発予防として，患者さんに生活習慣を見直すための生活指導や助言をおこなうのは医療者である私たちです．まずは自分自身の生活習慣から見直し，健康に心がける必要があります．

　それでは，心筋梗塞の類題にチャレンジしてみましょう．

実践力養成 心筋梗塞の類題にチャレンジ！

[問題 1-1] 急性心筋梗塞（acute myocardial infarction）において上昇のピークが最も早いのはどれか．【第 101 回】
1. AST〈GOT〉
2. ALT〈GPT〉
3. ＬＤ〈LDH〉
4. ＣＫ〈CPK〉

[問題 1-2] 図は心筋梗塞発症後の検査値に異常が出現する時期と程度を示している．空欄に当てはまるのはどれか．【第 90 回】

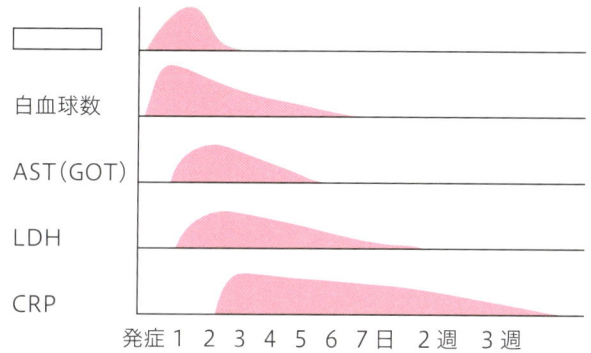

1. クレアチンキナーゼ
2. 赤血球数
3. カルシウム
4. 尿素窒素

[問題 1-3] 心筋梗塞で左上腕内側と左肩とに痛みを感じた．この痛みはどれか．【第 96 回】
1. 表在痛
2. 深部痛
3. 内臓痛
4. 関連痛

[問題 1-4] 65 歳の男性．急性心筋梗塞発症後 1 日．急性期リハビリテーションで優先されるのはどれか．【第 98 回】
1. 廃用症候群の予防
2. 運動習慣の形成
3. 職業復帰の促進
4. 食習慣の確立

[問題 1-5] 心筋梗塞の急性期リハビリテーションで正しいのはどれか．【第 90 回】
 a. 安静時心拍数では，120/分以下に安定していることが開始の条件となる．
 b. 等張性運動は避ける．
 c. 心電図モニターを装着して行う．
 d. 3〜5Mets の運動が可能になれば退院となる．
 1. a, b   2. a, d   3. b, c   4. c, d

解答と解説

[問題 1-1]
　正答は選択肢 4. です．

[問題 1-2]
　正答は選択肢 1. です．心筋梗塞では，冠動脈の閉塞により心筋細胞が虚血性壊死を生じます．心筋細胞が破壊されることで血中の逸脱酵素が上昇してきます．時間的に早いものから CK（クレアチンキナーゼ）→ AST → LDH です．白血球やトロポニン T もそれぞれ早期に上昇してきますが，この選択肢のなかでは CK となります．

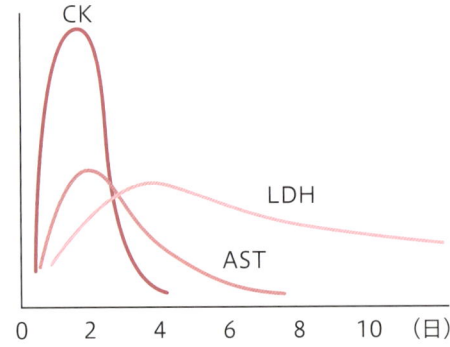

[問題 1-3]
　正答は選択肢 4. です．心筋梗塞の典型的な胸痛は前胸部の激痛で，「死を感じさせるような」などと表現されることもあります．ニトログリセリンでは寛解しない痛みが 30 分以上持続し，左肩，左上肢，頸部，顎などに放散することがあります．このような痛みを放散痛または関連痛といいます．

[問題 1-4]
　正答は選択肢 1. です．心臓リハビリテーションは，冠動脈の側副血行路の発達と心筋の残存機能を高めて，早期の社会復帰を目指します．入院早期からガイドラインに沿って運動療法を開始します．退院後もリハビリテーションを継続し，再発予防，生活の質の向上を目指します．
〈急性心筋梗塞に対する急性期リハビリテーション負荷試験の進行基準〉
・胸痛，呼吸困難，動悸などの自覚症状が出現しないこと
・心拍数が 120/分以上にならないこと，または 40/分以上増加しないこと
・危険な不整脈が出現しないこと

- 心電図上 1mm 以上の虚血性 ST 低下，または著明な ST 上昇がないこと
- 室内便器使用までは 20mmHg 以上の収縮期血圧上昇・低下がないこと（ただし，2 週間以上経過した場合は血圧に関する基準は設けない）

負荷試験に不合格の場合は，薬物追加などの対策を実施した後，翌日に同じ負荷試験をおこなうとされています．

[問題 1-5]
正答は選択肢 4．です．

a. 安静時心拍数では，120/分以下に安定していることが開始の条件となります．　→×

安静時の心拍数ではなく，リハビリテーション負荷時に心拍数が 120/分以上にならない（または，安静時より 40/分以上増加しない）ことが重要となります．

b. 等張性運動は避ける．　→×

等張性運動とは関節運動を取り入れた運動のことです．避けたほうがよいのは，血圧などが上昇しやすい等尺性運動（関節を動かさないで筋肉に力をかけます．p91 を参照）です．

c. 心電図モニターを装着して行う．　→○

急性期のリハビリテーションですから必ず心電図モニターを装着し，看護師が付き添います．

d. 3〜5Mets の運動が可能になれば退院となる．　→○

Mets とは安静座位の基礎酸素消費量を 1 とした場合，ある運動がその何倍の酸素消費量になるかを表すものです．一般的な日常生活範囲での運動量はだいたい 5Mets 程度であるとされています．

Mets	1〜2	2〜3	3〜4	4〜5	5〜6
リハビリテーション労作	安静臥床，座位，ゆっくりした歩行	ややゆっくりした歩行	ふつうの歩行	やや早めの歩行	速めの歩行
日常労作家事	自動車の運転，乗り物に乗って座る，食事，洗面，裁縫	乗り物に立って乗る，調理	シャワー，炊事一般，洗濯，アイロン，床拭き	軽い大工仕事，軽い草むしり，床拭き（立て膝），夫婦生活	荷物を片手に下げて歩く，階段昇降

Chapter 2 　肺　癌

例題　　　　　　　　　　　　　　　　　　　　　　　　第100回看護師国家試験問題

次の文を読み［例題 2-1］［例題 2-2］［例題 2-3］に答えよ．

Aさん（65歳，男性）は，右下葉の肺癌（T3N2M0）と診断され，抗癌化学療法（シスプラチン＋エトポシド）1クール4日間を4クール行うことになった．入院時のAさんは，体温 36.2℃，呼吸数 18/分，脈拍 72/分，血圧 124/74mmHg であった．経皮的動脈血酸素飽和度〈SpO₂〉は 98％で，咳嗽が時々みられるが，痰の喀出はなく，胸部の聴診にて副雑音はない．Aさんの血液検査の結果は，白血球 5,600/μL，アルブミン 3.7g/dL，CRP 0.3mg/dL であった．Aさんは 20 歳のころから毎日 20 本の煙草を吸っていたが，60 歳のときに禁煙した．

［例題 2-1］Aさんの入院時の状態で正しいのはどれか．
1. 喫煙指数（ブリンクマン指数）は 60 である．
2. 肺炎の徴候がみられる．
3. 低栄養の可能性がある．
4. リンパ節転移がある．

［例題 2-2］抗癌化学療法が開始されて 2 日が経過した．Aさんは悪心・嘔吐，下痢が出現し，食事はほとんど摂れていない．Aさんへの看護師の対応で適切なのはどれか．
1. 吐き気があるのは薬が効いている証拠だと話す．
2. 無理して食べなくてもよいと話す．
3. 嘔吐後の口腔ケアは控える．
4. 経管栄養を検討する．

［例題 2-3］抗癌化学療法が開始されて 5 日が経過した．Aさんの血液検査の結果は，白血球 2,100/μL（好中球 50％）である．看護師が行うAさんへの感染予防の対策で適切なのはどれか．
1. 加熱食に変更する．
2. マスクの着用を促す．
3. 面会者の入室を禁止する．
4. クリーンルームに入室とする．

（解答・解説は p31）

肺癌と国試問題

　肺癌の問題は，2015（平成27）年度までの16年間で一般問題9問，状況設定問題4事例（12問）が出題されています．また，2014（平成26）年の癌の部位別死亡数をみると，肺癌は男性の第1位で，女性の罹患率も年々増えてきているという傾向があります．今後も取り扱われる可能性が高い肺癌をこの機会にマスターしておきましょう．では，そもそも肺癌はどの分野の疾患でしょうか．そうです．呼吸器です．最近の国家試験の特徴として，疾患や看護の土台となる人体の構造と機能を十分理解していないと，答えを導き出せない問題が多くなっていますので，肺癌の勉強も，まずは呼吸器の解剖生理からしっかり復習しておきましょう．

肺癌の問題を解くための基礎知識

呼吸器の構造

　まずは呼吸器の構造を見てみましょう．気管支とつながっている肺の出入り口を肺門といいます．主気管支は左右に分かれており，**図2-1**のとおり右の気管支は左に比べて太く短いうえ，地面に対して垂直に近い角度で下りていくという特徴があります．

　誤嚥した場合，食塊は右と左どちらの気管支に侵入しやすいでしょうか．そうです．右の気管支です．右の気管支は太さや角度から，比較的重力に沿って食べ物が侵入しやすいので，右と左の気管支を比べると，右のほうが誤嚥性肺炎を起こしやすいということになります．

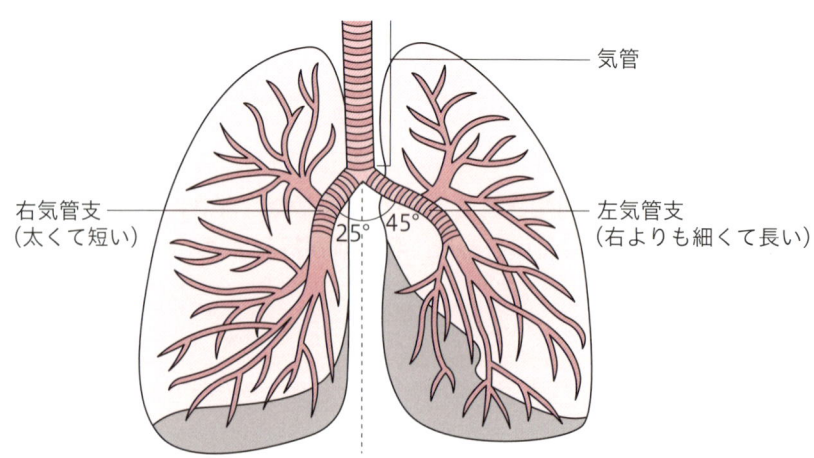

図2-1　気管と左右の気管支

気管支は肺に入ってからも，葉気管支，区域気管支…　と次々に枝分かれしていきます．肺のゴールである肺胞まで，計23回の枝分かれを繰り返します．肺胞はブドウの房のようなものがたくさん集まった構造をしていて，その房にはびっしりと毛細血管が取り巻いています．ちなみに，肺胞の数は約3億個で，その総表面積はなんと60m^2（畳約36枚分の広さ）です．

呼吸器の機能

続いて，呼吸器の機能を復習しましょう．呼吸器でおこなうことはもちろん「呼吸」で，息を吸うことを意味する「吸気」と，息を吐き出すことを意味する「呼気」がセットになっています．いいかえると，吸気で酸素を体内に取り入れ，呼気で二酸化炭素を排出しています．

みなさんのなかには解剖の勉強をするまで，酸素を必要としているのは肺で，呼吸は空気を肺に入れて，肺にたまった二酸化炭素を捨てることだと思っていた人もいらっしゃると思います．しかし，実は酸素を必要としているのは肺ではなく全身の細胞であり，肺から血液を介して酸素を輸送しているということなんです．細胞はそれぞれ仕事が決まっていて，その仕事をするためにエネルギーが必要になります．そのエネルギーを作り出すために酸素を取り込まなくてはなりません．そして，酸素を消費し，逆に二酸化炭素を排出しています．肺胞と毛細血管が酸素・二酸化炭素をやりとり（ガス交換）することを「外呼吸」，毛細血管と細胞が酸素・二酸化炭素をやりとりすることを「内呼吸」といいます．

では，酸素と二酸化炭素はどのようにして肺や血管，細胞間を移動しているのでしょうか．物質移動を説明するものとして浸透圧や拡散現象があげられます．ガス交換で気体が移動する原理は拡散現象によるものです．

これは「酸素や二酸化炭素などのガス濃度が濃いほうから薄いほうに移動し，濃度が均一になる」ということです．普段，長時間同じ場所に座って呼吸しても，自分の口や鼻の周りが二酸化炭素だらけになって窒息することはありません．それは拡散現象が起こって二酸化炭素が周りに散らばっていくからです．

ここで，肺胞とその周りにある毛細血管がガス交換する様子をイラストで見てみましょう（**図2-2**）．この図では，血液は左方向から右方向に流れています．

血管のうち肺胞よりも左側にある部分は，これから肺に向かう血管ですから「肺動脈」です．肺動脈の中を流れている血液は，これから二酸化炭素を吐き出して新鮮な酸素をもらうわけですから静脈血です．

肺動脈を流れる静脈血の二酸化炭素分圧（PCO_2）は通常46mmHgです．それに対して肺胞のPCO_2は40mmHgです．この場合，二酸化炭素は「肺胞から血管へ」移動するのでしょうか，それとも「血管から肺胞へ」移動するのでしょうか．拡散の原理を思い出して考えてみてください．

拡散とは「濃度が濃いほうから薄いほうに移動し，濃度が均一になる」現象のことですから，二酸化炭素は濃度が濃い血管から濃度の薄い肺胞へ移動し，鼻から呼気で排出されます．その結果，血管に流れている血液の二酸化炭素が減少したため，ガス交換後の血管（肺静脈）を流れる血液（動脈血）の動脈血二酸化炭素分圧（$PaCO_2$）は40mmHgくらいに下がります．

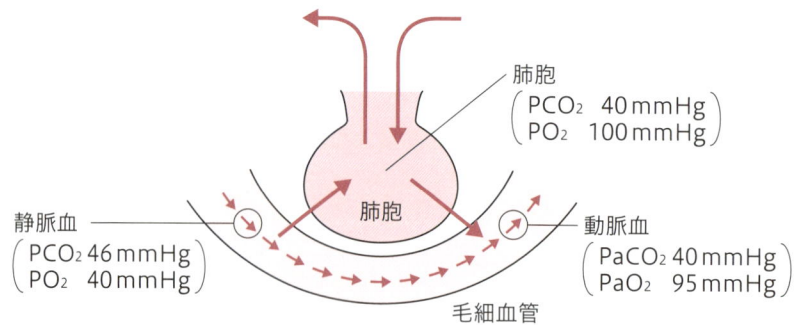

図 2-2 肺胞と毛細血管のガス交換

表 2-1 静脈血と動脈血のガス分圧

静脈血（今から肺に行く血液）	動脈血（ガス交換後の血液）
PCO$_2$　46mmHg	PaCO$_2$　40mmHg（正常値：35 〜 45）
PO$_2$　40mmHg	PaO$_2$　95mmHg（正常値：80 〜 100）

　では酸素はどうでしょうか．肺動脈を流れる静脈血の酸素分圧（PO$_2$）は通常 40mmHg です．それに対して肺胞の PO$_2$ は100mmHg です．酸素の移動は「肺胞から血管へ」または「血管から肺胞へ」のどちらでしょうか．そうですね，拡散現象により酸素は濃度の濃い肺胞から薄い血管へ送られます．その結果，血管に流れている血液の酸素が増加したため，ガス交換後の血管（肺静脈）を流れる血液（動脈血）の動脈血酸素分圧（PaO$_2$）は 95mmHg くらいに上がります．

　ガス交換時の血液のガス分圧を**表 2-1**にまとめました．ちなみに，mmHg は圧力の単位で，Torr（トル）と表現されることもあります．

　酸素や二酸化炭素の量を測定するたびに毎回血液を採取するわけにはいかないので，簡易的に目安量を測定する装置としてパルスオキシメーターというものがあります．

　病棟で「サチュレーション測ってー」という言葉がかかると，患者さんの指に洗濯バサミみたいなものを付けて「エスピーオーツー○○です！」と応答する．そんなやり取りを見たことがある人もいるのではないでしょうか．あの洗濯バサミ部分はセンサーもしくはプローブとよばれていて，爪に LED を照射し，動脈血中のヘモグロビンのうち何 % が酸素と結びついているかを調べます．パルスオキシメーターは光を当てて測定しますから，マニキュアなどの光の透過に干渉する部位で測定することは避けましょう．

　導き出された値は SpO$_2$ ＝○○% という形で表され，基準値は 94 〜 97% となっています．基準値より低い場合は，動脈血の酸素不足が疑われます．

肺癌の理解と看護

それでは，今回のメインテーマ「肺癌」のお話を進めましょう．

日本人の死因の第1位は悪性腫瘍，つまりは癌です．日本人2人に1人が癌にかかり，3人に1人の割合で癌が原因で亡くなっています．

癌の死亡者数は毎年増加傾向にあります．そのなかでも肺癌による死亡者数が最も多く，その数は年間6万人を超えています．

男女別にみると，男性の死亡原因は1993（平成5）年に胃癌を抜いて肺癌が1位になりました．女性の死亡原因についても10年以上前は胃癌がダントツでしたが，ここ最近は，胃癌よりも大腸癌や肺癌での死亡率が上昇しています．

肺癌の原因

肺癌の引き金となるおもな原因は何でしょうか．それは有毒物質を含む空気です．みなさんの周りに存在するものとすると，何を思い浮かべるでしょうか．まずは煙草だと思います．喫煙だけではなく，受動喫煙も肺癌の発症に関与しているといわれています．その他にも，クロム，コールタール，ディーゼル排気ガス，放射線，アスベスト（石綿）などの環境汚染物質も原因になっていますが，やはり喫煙は最大のリスクです．非喫煙者と比べた喫煙者の肺癌のリスクは男性で4.4倍，女性で2.8倍といわれています．

喫煙が人体に与える影響は，それまでに吸った煙草の総量と密接に関係しています．喫煙者が今までどれくらいの煙草を吸ったのか（吸い込んだ煙の量はどのくらいなのか）を数値化したものに「喫煙指数（ブリンクマン指数）」というものがあります．一般的に喫煙指数は次の式で算出することができます．

喫煙指数（ブリンクマン指数）＝ 1日あたりの平均喫煙本数 × 喫煙していた年数

たとえば，1日平均20本を20年吸い続けた人の喫煙指数は20（本）× 20（年）＝ 400になります．男性の場合，この喫煙指数が400を超えると肺癌危険群，600以上は肺癌高度危険群に位置づけられます．

また，肺癌は日本の現状にも関連しています．日本は現在，超高齢社会といわれています．肺癌は60歳以降に好発するという特徴があり，高齢者人口の増加は肺癌の発生数の増加に直結します．

そんな特徴のある肺癌ですが，いくつか種類があります．どのようなものがあるのか確認してみましょう．

肺癌の種類

　肺癌は大きく「小細胞癌」と「非小細胞癌」に分類することができます．そして，非小細胞癌はさらに「腺癌」「扁平上皮癌」「大細胞癌」に分類されます．肺癌における小細胞癌の発生頻度は約15％で，残りの約85％は非小細胞癌です．非小細胞癌のなかで発生頻度が高い順番に並べると，腺癌約50％，扁平上皮癌約30％，大細胞癌約5％で，それ以外（粘表皮癌，カルチノイドなど）が続きます．

小細胞癌

　肺癌全体の約15％を占めます．この癌の細胞は分化度が低いことから未分化癌といわれ，これから活発に増殖していく傾向があります．

　長年の喫煙が原因となっていることが多く，他の肺癌と比べ，増殖の速度が速い，転移しやすい，予後も悪いという特徴があります．男：女＝5：1の割合で発症しています．肺門部の太い気管支に発生することが多いため，肺門型肺癌ともよばれ，発症初期から肺門や縦隔リンパ節が腫大化してきます．化学療法と放射線療法の効果が比較的現れやすいため，他の腫瘍と区別した治療方針がとられます．その際，放射線の副作用として間質性肺炎などがあることを覚えておいてください．

非小細胞癌

腺癌

　肺癌全体の約50％以上を占め，肺癌のなかでは女性に多いタイプとされています．

　喫煙との因果関係はその他の肺癌と比べて薄く，非喫煙者にも発症するのが特徴です．肺野末梢部に発生することが多く，肺野型肺癌ともよばれます．病気の進行速度は比較的緩やかですが，症状が現れにくく，骨や脳に転移しやすいといった特徴があります．

　化学療法の効果は他の肺癌ほどは期待できません．

扁平上皮癌

　肺癌全体の約30％を占めます．小細胞癌と同様に喫煙との因果関係が深く，男：女＝8：1の割合で発症しています．禁煙運動により，罹患者は近年減少傾向にあります．

　他の肺癌と比べ，腫瘍の大きさの割にはリンパ行性，血行性の転移が起こりにくいという特徴があります．進行例は閉塞性肺炎や閉塞性無気肺像を示し，腫瘤陰影に空洞を伴うこともあります．

大細胞癌

　肺癌全体の5％程度で，肺癌のなかでは最も少ない種類です．小細胞癌と同様に未分化癌で，増殖速度が速いのが特徴です．しかし，転移の形式や治療の反応性などは腺癌や扁平上皮癌とほぼ同等です．

肺癌の症状

肺癌には次のような症状があります．
- 癌が比較的太い気管支に発生するか浸潤している場合，比較的早くに「咳嗽」や「血痰」が現れます．
- 癌が気管支を閉塞した場合は無気肺を生じます．さらに炎症によって「発熱」「喀痰」など，一般の肺炎と同様の症状が起こります．
- 癌が胸壁に浸潤したり，胸腔内に侵入したりすると，胸水がたまったり，胸痛をきたしたりします．
- 指の先が膨らんで太鼓のばちのようになります（「ばち状指」）．
- 上大静脈は右側の上縦隔を走っているため，おもに右側の肺癌の浸潤により上大静脈が圧迫され，「上大静脈症候群（顔面と上肢にうっ血）」が現れます．
- 癌が縦隔に浸潤すると，反回神経麻痺により声帯の運動障害をきたし，「嗄声」が起こります．
- 小細胞癌では，副腎皮質刺激ホルモンの産生による「クッシング症候群」や，抗利尿ホルモンの産生による「抗利尿ホルモン不適合分泌症候群」などの随伴症状が現れます．
- 肺尖部の癌では，頸部交感神経節への肺癌浸潤による「ホルネル症候群（縮瞳，眼瞼下垂，同側顔面の発汗停止）」が現れます．
- 肺尖部の癌が腕神経叢に浸潤，圧迫すると，上腕痛や運動障害，感覚障害をきたします（パンコースト症候群）．
- その他，肺癌に限らず悪性腫瘍の全般的な症状として，「食欲の低下」「体重減少」「全身倦怠感」が現れます．

肺癌の検査と診断

検査は大きく2つに分けられます．「癌診断のための検査」と「癌の広がりを診るための検査」です．癌診断のための検査は「病理組織検査」，癌の広がりを診るための検査は「病期診断」とよばれています．

病理組織検査

病理組織検査には，喀痰細胞診，気管支鏡検査，経気管支肺生検（TBLB），CTガイド下肺生検，さらに胸腔鏡下での肺部分切除があります．経気管支肺生検（TBLB）とは，経口的あるいは経鼻的に気管支鏡を声門が開いている吸気時に挿入し，生検鉗子を用いて肺の組織を採取する方法です．通常は検査日前日の就寝時から禁食にし，検査の2,3時間前から飲水も禁止します．肺生検を実施した場合には組織採取部から出血し，それが原因で血痰が出ることがあります．患者さんを驚かさないためにも，先にその可能性を伝えておくのも看護ケアとして重要です．

また，その他の病理組織検査として，腫瘍マーカーの検査というものがあります．腫瘍があ

表 2-2　画像所見（CT，MRI など）と腫瘍マーカーの所見

	小細胞癌	腺癌	扁平上皮癌	大細胞癌
画像所見	腫瘤影がみられます．また，初期から肺門や縦隔リンパ節の腫大が多くみられます．	胸膜を内部に引っ張り込んだ像（胸膜陥入像）が肺野の末梢部にみられます．	無気肺や肺門部の太い気管支に空洞形成がみられます．X 線で認めにくいため，早期の段階では，喀痰細胞診や気管支鏡検査が有効です．	肺野末梢部に境界不明瞭な凸凹（ノッチサイン）がみられます．
腫瘍マーカーの所見	神経特異性エノラーゼ（NSE），Pro-GRP	CEA, SLX, CA19-9	CYFRA-21, SCC	CEA, SLX

る場合，健康な身体ではみられない特殊な物質が腫瘍よりつくられ，それが血液中に出現してきます．これを腫瘍マーカーといいます．その腫瘍マーカーを検査することで，ある程度癌のふるい分けをすることができます．

病期診断

　病期診断には，おもに胸部 X 線検査，胸部 CT 検査，胸部 MRI，FDG-PET が用いられます．
　肺癌は，脳，対側の肺，肝臓，骨，副腎に転移しやすいため，これらの臓器を CT や MRI または超音波などで検査することで，全身への広がりを調べています．
　表 2-2 に画像所見（CT，MRI など）と腫瘍マーカーの所見をまとめます．

病期分類

　このようにして検査をおこない，進行度合つまりは病期分類をおこないます．小細胞癌と非小細胞癌で進行速度が異なりますので，分類方法も区別されています．

小細胞癌の分類方法

　小細胞癌は限局型（LD）と進展型（ED）の 2 つに分けられます．

- **限局型（LD）**　小細胞癌が片方の肺と，その周辺のリンパ節で留まっている状態を表します．
- **進展型（ED）**　小細胞癌が限局型を超えて広がった状態を表します．

非小細胞癌の分類方法

非小細胞癌は次の 3 つの要素を考慮しながら，癌の進行度を決定していきます．

① 癌がどれくらいの大きさになっているか．
② 周辺のリンパ節にどれほど転移しているか．
③ 遠隔臓器への転移はあるか．

　①に関しては，腫瘍（tumor）の頭文字 T を取って，進行度に応じて T0 〜 T4 に分類することができます（**表 2-3**）．

②に関しては，リンパ節（lymph node）の頭文字Nを取って，進行度に応じてN0～N3に分類することができます（**表2-4**）．

③に関しては，遠隔転移（metastasis）の頭文字Mを取って，進行度に応じてM0またはM1に分類することができます（**表2-5**）．

①～③のいずれも，アルファベットの後の数字が大きくなればなるほど，癌は進行しています（**表2-6**）．

表2-3 腫瘍（T因子）／原発腫瘍の進展度

T0	原発腫瘍を認めない
T1	腫瘍最大径≦30mm，肺か臓側胸膜に覆われている，葉気管支より中枢への浸潤が気管支鏡上なし（すなわち主気管支に及んでいない） T1a：腫瘍最大径≦20mm T1b：腫瘍最大径>20mm でかつ≦30mm
T2	腫瘍最大径>30mm でかつ≦70mm，または以下のいずれかであるもの ・主気管支に及ぶが気管分岐部より20mm以上離れている ・臓側胸膜に浸潤 ・肺門まで連続する無気肺か閉塞性肺炎があるが一側肺全体には及んでいない T2a：腫瘍最大径>30mm でかつ≦50mm T2b：腫瘍最大径>50mm でかつ≦70mm
T3	腫瘍最大径>70mmの腫瘍，横隔膜，胸壁（superior sulcus tumorを含む），横隔膜，横隔神経，縦隔胸膜，壁側心膜のいずれかに直接浸潤，分岐部より20mm未満の主気管支に及ぶが気管分岐部には及ばない，一側肺に及ぶ無気肺や閉塞性肺炎，同一葉内の不連続な腫瘍結節
T4	大きさを問わず，縦隔，心，大血管，気管，反回神経，食道，椎体，気管分岐部への浸潤，あるいは同側の異なった肺葉内の腫瘍結節

表2-4 リンパ節（N因子）／リンパ節への転移状態

N0	所属リンパ節転移なし
N1	同側の気管支周囲かつ/または同側肺門，肺内リンパ節への転移で原発腫瘍の直接浸潤を含める
N2	同側縦隔かつ/または気管分岐部リンパ節への転移
N3	対側縦隔，対側肺門，同側あるいは対側の前斜角筋，鎖骨上リンパ節への転移

表2-5 遠隔転移（M因子）／他臓器への転移の有無

M0	遠隔転移なし
M1	遠隔転移がある M1a：対側肺内の腫瘍結節，胸膜結節，悪性胸水，悪性心嚢水 M1b：他臓器への遠隔転移がある

表 2-6 癌のステージ

ステージ	T因子	N因子	M因子
ⅠA	T1a～T1b	N0	M0
ⅠB	T2a	N0	M0
ⅡA	T1a～T1b	N1	M0
	T2b	N0	M0
ⅡB	T2b	N1	M0
ⅢA	T3	N0	M0
	T1a	N2	M0
	T3	N1	M0
ⅢB	T4	N0～N1	M0
	T4	N2	M0
	T1a～T4	N3	M0
Ⅳ	T1～T4	N1～N3	M1aまたはM1b

表 2-7 小細胞癌の治療

限局型	化学療法＋放射線療法 （場合によっては，外科手術を含む治療法により完治できる症例があります）
進展型	化学療法

肺癌の治療

次に，小細胞癌と非小細胞癌に分けて，その治療法をまとめていきます．

小細胞癌の治療 （表2-7）

　小細胞癌においては，化学療法として抗癌薬の奏効率がきわめて高く，80％～90％の腫瘍の消失もしくは50％以上の縮小がみられます．限局型では化学療法としてシスプラチン＋エトポシド併用療法がおこなわれ，進展型では化学療法としてシスプラチン＋イリノテカン併用療法がおこなわれます．

　さらに，限局型の場合，化学療法の併用療法として放射線療法をおこないます．胸部の放射線療法をおこなう際，合併症として放射線肺炎や放射線食道炎を発症する可能性があることに注意が必要です．また，限局型のなかでも早期（Ⅰ期）では，外科手術と化学療法を併用することがあります．

表 2-8 非小細胞癌の治療

ⅠA期	手術
ⅠB期 ⅡA期 ⅡB期 ⅢA期の一部	手術＋術後補助化学療法
ⅢA期の一部 ⅢB期	化学療法＋放射線療法
ⅢB期 Ⅳ期	化学療法 （全身不良例は緩和ケア）

非小細胞癌の病期別の治療（表 2-8）

外科的治療（手術）

非小細胞癌のⅠ期，Ⅱ期，ⅢA期の一部で外科的治療（手術）がおこなわれます．癌に対する局所の制御力は放射線療法より高く，標準術式は病巣のある肺葉を切除する肺切除術と，周辺のリンパを取り除くリンパ郭清術です．

手術による治療成績は，Ⅰ期の5年生存率は60％〜80％と比較的良好ですが，縦隔リンパ節に転移があるⅢA期になると5年生存率は43％と低い結果です．

外科的治療は身体への負担が大きいため，適応の決定には腫瘍の状況だけではなく，各臓器の機能的な評価を慎重におこないます．遠隔転移がある場合や心臓大血管に浸潤がある場合は，原則として手術適応外となります．

放射線療法

外科的切除ができない肺癌の局所の制御を目的に，放射線療法がおこなわれます．Ⅰ期，Ⅱ期の治療成績は，5年生存率で20〜40％とされています．

化学療法

化学療法の標準治療では，プラチナ製剤とその他の抗癌薬との2剤併用をおこないます．

腺癌に対する新しい治療の動向として，分子標的薬というものもあります．薬剤としては，「ベバシズマブ血管新生阻害薬」「ゲフィチニブ増殖シグナル抑制薬」「エルロチニブ増殖シグナル抑制薬」「クリゾチニブALK阻害薬」があり，日本人をはじめとした東洋人（とくに女性）に奏功しやすい特徴があります．頻度は低いですが，副作用に注意が必要です．

また，全身状態が悪いときには，プラチナ製剤以外の抗癌薬を単独投与か併用投与します．

肺癌の看護

術後の管理と看護ケア

- **気道内分泌物の喀出** 自力での喀痰困難時に吸引カテーテル，気管支ファイバースコープを用いて喀出します．痰が多量で粘稠度が高い場合は気管切開をおこないます．
- **酸素療法** 患者さんの状態に合わせてベンチュリーマスク，人工呼吸なども利用します．投与量はパルスオキシメーターでのSpO_2を指標に決定します．

- **胸腔ドレナージの管理** 陽圧になった胸腔内を排気し陰圧にします．
- **疼痛緩和** 座薬，硬膜外ブロックを使用します．
- **体位変換** 手術当日は定期的に側臥位にします．術後1日はファウラー位をとってもらい，血栓の予防のために手首の運動をおこないます．
- **呼吸の練習** 手術により呼吸筋を切開した場合は，胸式呼吸は創部痛を伴います．また，その痛みにより浅く速い短速呼吸になりがちです．横隔膜を有効に使い深く呼吸するほうが痛みが少なく呼吸効率も得られるため，腹式呼吸の練習をしておきます．
- **術後筋肉拘縮の予防** 意識的に患側を動かし，正しい姿勢を保持します．
- **食事** 術後1日より食事開始可能です．無理をさせず，摂れるときに摂れば大丈夫です．その場合，水分バランスにも注意します．
- **身体の清潔** 清拭，口腔ケアも忘れずにおこなってください．
- **排泄** 尿道カテーテルは1～2日で抜去できます．食事開始後は排泄時の離床をすすめ，緩下薬を与薬します．
- **術後の不安解消** 術後は不安です．最初に述べたように肺癌は高齢者に発症することが多いため，患者さんに孤独感を感じさせないように配慮することも必要です．
- **出血の予防** 術後早期は出血が起こりやすいため，経時的にバイタルサイン，ドレーンからの排出量と性状，吸引装置の呼吸性移動を観察します．
- **術後合併症の予防** 無気肺・肺炎を予防するために，定期的に体位変換するなどして，痰を喀出しやすい環境をつくります．痰の喀出が困難な場合は，気管支ファイバースコープなどを使用し喀痰を吸引します．また，喀痰の誤嚥を防ぎ，口内を清潔な状態に保ちます．

化学療法に伴う副作用と看護ケア

- **白血球減少** 抗癌薬の投与から1～2週間目にかけて末梢血中の白血球が減少します．発熱がみられた場合は，抗菌薬の投与が必要になります．また，易感染状態にあるため，マスクなどを着用します．
- **嘔吐** 抗癌薬による吐き気を催す可能性があります．しかし，抗癌薬による吐き気・嘔吐のメカニズムはかなり解明されており，薬物療法によって吐き気を未然に防ぐことも可能になってきました．的確な薬物療法により嘔吐を未然に防ぎ，以後の化学療法に対する嫌悪感をできるかぎり抱かせないよう心がけます．嘔吐した場合は，口腔ケアをおこない，少しでも爽快感が得られるようにします．また，嘔吐や下痢があるときは，食道管内に流動食を入れないようにします．

肺癌の国家試験問題にチャレンジ！

最初のページに出題した国家試験問題にチャレンジしてみましょう．
―――解けましたか？　それでは，解説を始めます．

[例題 2-1]
正答は選択肢 4．です．

1. 喫煙指数（ブリンクマン指数）は 60 である．　→×

   喫煙指数（ブリンクマン指数）は 20（本）× 40（年）（20 歳〜 60 歳）= 800 です．いわゆる重喫煙者に該当します．

2. 肺炎の徴候がみられる．　→×
   （pneumonia）

   肺炎の徴候として，痰の喀出や胸部の聴診にて複雑音が聞こえるなどがあります．この患者さんには肺炎の徴候はみられません．

3. 低栄養の可能性がある．　→×

   血液検査値を用いた低栄養の判断材料として「血清アルブミン値」「血中コレステロール値」があります．血清アルブミン値は栄養状態の指標の 1 つです．3.5g/dL を下回ると，内臓蛋白質減少などがみられるといわれています．

   ただし，脱水，感染症などが数値に影響を与えることがあります．血中コレステロール値に関しては，高すぎるのは危険ですが，低栄養が血中コレステロール値の低下を招く要因になりうるため，150mg/dL 以下の場合は注意が必要です．A さんの血清アルブミン値は 3.7g/dL ですから正常といえるでしょう．

4. リンパ節転移がある．　→○

   右下葉の肺癌（T3N2M0）と診断されています．非小細胞癌の分類方法で掲載したリンパ節（N 因子）/リンパ節への転移状態の表を参考にすると，N2 は同側の縦隔リンパ節および気管支分岐リンパ節転移が認められています．

[例題 2-2]
正答は選択肢 2．です．

1. 吐き気があるのは薬が効いている証拠だと話す．　→×

   悪心・嘔吐は抗癌化学療法の副作用であり，効いている証拠ではありません．

2. 無理して食べなくてもよいと話す．　→○

   食事は摂れるときに摂れるだけ摂ればよく，無理をさせないようにします．

3. 嘔吐後の口腔ケアは控える．　→×

   嘔吐後だけではなく，定期的に口腔ケアをおこない，少しでも清潔な状態や爽快感を与えるようにします．

31

4. 経管栄養を検討する.　→×

　悪心・嘔吐,下痢があるときには,消化管内に流動食を入れてはいけません.輸液などを考慮する必要があります.

[例題2-3]
　　正答は選択肢2.です.

1. 加熱食に変更する.　→×

　加熱食はクリーンルーム生活の際に必要になります.個室や総室では食事を加熱しても雑菌が混入するため無意味です.

2. マスクの着用を促す.　→○

　白血球数が減少しているため易感染状態にあります.マスクの着用が必要です.

3. 面会者の入室を禁止する.　→×

　面会者の謝絶までは必要ありませんが,マスクの着用や手洗いで対処します.

4. クリーンルームに入室とする.　→×

　白血球数は低下していますが,2,100/μLですからクリーンルームまでは必要ありません.1,000/μLを下回るようであればクリーンルーム適応となります.

おわりに

　いかがでしたか？　これまでお話ししたように,肺癌はとても身近な病気です.自分や周りの大切な人にも発症する可能性が十分にあります.しかし,肺癌は原因が明確ですから,ある程度予防できる可能性がある疾患です.

　肺癌を含め,多くの呼吸器系の疾患を予防するためには,何よりも「禁煙」が重要です.禁煙指導をおこなう際,指導する人から煙草の臭いがしたら,患者さんはどのように感じるでしょうか.説得力がないですよね.真剣に命に向き合ってもらうためにも,まずは医療従事者になる予定のあなたから禁煙を貫きましょう.

　また,臨床で肺癌の患者さんを受け持った場合,治療後の満足度はあなたの対応で大きく変わってきます.正しい知識を身につけて,その知識と技術を最大限に発揮することで「より良く生きる」ことを支援していってください.

　それでは,肺癌の類題にチャレンジしてみましょう.

実践力養成 肺癌の類題にチャレンジ！

[問題 2-1] 肺癌について正しいのはどれか．【第 103 回】
 1．腺癌は小細胞癌より多い．
 2．女性の肺癌は扁平上皮癌が多い．
 3．腺癌は肺門部の太い気管支に好発する．
 4．扁平上皮癌の腫瘍マーカーとして CEA が用いられる．

[問題 2-2] 非小細胞肺癌で化学療法を初めて受けた患者．治療開始 10 日目の血液データは，赤血球 300 万/μL，Hb11.8g/dL，白血球 1,000/μL，血小板 12 万/μL，クレアチニン 1.0mg/dL であった．この時期に最も注意して観察するのはどれか．【第 98 回】
 1．色素沈着
 2．尿量減少
 3．感染徴候
 4．出血傾向

次の文を読み［問題 2-3］［問題 2-4］［問題 2-5］に答えよ．【第 95 回】
　60 歳の男性．右主気管支入口部の扁平上皮癌に対する放射線療法施行後，肺炎を起こした．入院時，体温 37.2℃，呼吸数 20/分，脈拍数 86/分，整，血圧 124/74mmHg．経皮的動脈血酸素飽和度（SpO₂）92%，右呼吸音が弱く，喘鳴がある．白色粘稠痰を少量ずつ喀出しているが，息を吐き出しにくいと呼吸困難を訴えている．抗菌薬が投与され，鼻腔カニューレでの酸素投与が 3L/分で開始された．

[問題 2-3] 息を吐き出しにくい原因で考えられるのはどれか．
 1．胸水貯留
 2．気道狭窄
 3．気　胸
 4．放射線肺炎

[問題 2-4] 入院時の対応で適切なのはどれか．
 1．呼吸回数を増やすよう促す．
 2．痰を吸引する．
 3．器具による呼吸訓練をすすめる．
 4．口すぼめ呼吸を指導する．

[問題 2-5] 3 日後，病状は改善せず食事もほとんど摂取できないため，輸液が開始され，酸素投与はリザーバーマスク 5L/分に変更された．その夜，体温 38.8℃，呼吸数 30/分，脈拍数 128/分，整，血圧 88/68mmHg．経皮的動脈血酸素飽和度（SpO₂）90%となった．この日の輸液量は 1,600mL，尿量は 300mL．血液所見は，白血球 16,800/μL，CRP18.6

mg/dL．声をかけるとようやく返答するが，すぐうとうとしてしまう．この状況のアセスメントで最も適切なのはどれか．
 1．呼吸筋の疲労
 2．心原性ショック
 3．敗血症性ショック
 4．脱　水

次の文を読み［問題 2-6］［問題 2-7］［問題 2-8］に答えよ．【第 97 回】
　45 歳の女性．2 カ月前から咳嗽と喀痰とが出現した．最近，倦怠感も強くなったため受診した．胸部エックス線写真で左肺上葉に異常陰影を認め，精査と治療とを目的に入院した．

［問題 2-6］経気管支肺生検（TBLB）が予定された．肺生検前の説明で適切なのはどれか．
 1．「検査前日の夜 9 時以降は飲水できません」
 2．「気管支鏡を入れるときには息を止めてください」
 3．「苦しいときは手を挙げて合図してください」
 4．「検査後には積極的に咳をして痰を出してください」

［問題 2-7］検査の結果，左肺上葉の腺癌と診断され，開胸左肺上葉切除術が予定された．術前肺機能検査結果は％肺活量 70％，1 秒率 85％であった．手術前の呼吸練習で適切なのはどれか．
 1．短速呼吸
 2．胸式呼吸
 3．口すぼめ呼吸
 4．間欠的陽圧呼吸（IPPB）

［問題 2-8］左肺上葉切除術後 2 日目，右肺下葉で呼吸音が聴取されない．体温 37.4℃．呼吸は浅表性で 25/分，血圧 164/96mmHg．鼻カニューレで 3L/分の酸素吸入を行い，経皮的動脈血酸素飽和度 86％．胸腔ドレーンは－10cmH$_2$O で低圧持続吸引している．痰がからんでいるため喀出を促したが「痛くてそれどころではない」と顔をしかめた．対応で最も適切なのはどれか．
 1．酸素投与量を増やす．
 2．去痰薬の吸入を行う．
 3．気管支鏡による気管内吸引の準備をする．
 4．胸腔ドレーン吸引圧を上げる．

解答と解説

[問題 2-1]
正答は選択肢 1. です.
1. 腺癌は小細胞癌より多い. →○
   腺癌は肺癌全体の約 50％で，小細胞癌は約 15％です.
2. 女性の肺癌は扁平上皮癌が多い. →×
   女性に比較的多い肺癌の組織型は腺癌です.
3. 腺癌は肺門部の太い気管支に好発する. →×
   腺癌は肺野末梢部に発生することが多く，肺野型肺癌ともよばれています．肺門部に後発する癌は小細胞癌です．
4. 扁平上皮癌の腫瘍マーカーとして CEA が用いられる. →×
   扁平上皮癌の腫瘍マーカーには SCC や CYFRA-21 が用いられます．CEA は上皮性悪性腫瘍の検出に広く用いられます．

[問題 2-2]
正答は選択肢 3. です.
1. 色素沈着 →×
   問題文章を読むかぎり，色素沈着を観察する根拠はありません．
2. 尿量減少 →×
   クレアチニン値は若干高めではありますが，選択肢 3. のほうが注意を要します．
3. 感染徴候 →○
   化学療法とは抗癌薬を全身的に投与することです．細胞分裂の盛んな癌細胞を標的としますが，健康な細胞も影響を受けます．その影響で骨髄抑制が起こるため，抗癌薬には白血球や血小板数が減少する副作用があります．白血球の基準値は 3,500 〜 8,500/μL ですから，事例の白血球 1,000/μL の状態は感染リスクが非常に高く，要注意です．
4. 出血傾向 →×
   血小板の基準値は 15 〜 35 万/μL です．抗癌薬の骨髄抑制によって，治療後は血小板が減少し，事例のように基準値よりも低くなる傾向があります．値が 10 万/μL 以下の場合は血小板減少症と診断され，さらに 5 万/μL 以下になると出血傾向などが現れ，日常生活に問題が出てきます．

[問題 2-3]
正答は選択肢 2. です．呼吸性呼吸困難を訴え，右呼吸音の減弱が認められています．癌による気道狭窄が最も考えられます．

[問題 2-4]
正答は選択肢 2. です．
1. 呼吸回数を増やすよう促す. →×
   非小細胞癌で外科的治療をおこなった際は，状態が比較的安定していたら呼吸回数を増やすように最大吸気保持法をおこなう場合があります．しかし，この事例は呼吸困難の急性期ですから，呼吸訓練をする時期ではありません．また，呼吸数を増やすことも不適切です．

2．痰を吸引する．　→○
　　入院時に白色粘稠痰がみられていること，喘鳴や呼吸困難の訴えがあることから，痰の吸引をおこなう必要があります．
3．器具による呼吸訓練をすすめる．　→×
　　肺癌の治療後，場合によっては呼吸回数を増やすための器械を使用した訓練をおこなう場合がありますが，選択肢1．と同様に，この事例では不適切な選択肢となります．
4．口すぼめ呼吸を指導する．　→×
　　口すぼめ呼吸は，慢性肺気腫など閉塞性呼吸器疾患に対して気道内圧を上昇させる目的でおこないます．

[問題2-5]
　　正答は選択肢3．です．ショックとは血圧の低下という意味です．血圧が88/68mmHgで，意識レベルが低下していることから，ショック状態がうかがえます．さらに発熱（38.8℃）や炎症所見（白血球16,800/μL，CRP 18.6mg/dL）から感染症を起こしているものと思われるため，敗血症性ショックとアセスメントすることが適切です．

[問題2-6]
　　正答は選択肢3．です．
1．「検査前日の夜9時以降は飲水できません」　→×
　　検査日前日の就寝時から禁食にし，検査の2,3時間前から飲水を禁止します．
2．「気管支鏡を入れるときには息を止めてください」　→×
　　気管支鏡をスムーズに挿入させるために，声門が開いている必要があります．つまり吸気時に挿入します．
3．「苦しいときは手を挙げて合図してください」　→○
　　検査中は発声できないため，苦しかったら手を挙げるなどの合図を検査の前に患者さんと決めておくとよいでしょう．
4．「検査後には積極的に咳をして痰を出してください」　→×
　　咽頭と喉頭には局所麻酔がなされるため，検査終了後1～2時間は誤嚥予防に努めます．また，検査後は咽頭痛や血痰が生じることがあるため，十分な観察をするとともに，咳や痰を無理に喀出して刺激を与えないよう説明する必要があります．

[問題2-7]
　　正答は選択肢4．です．
1．短速呼吸　→×
　　術後は創部痛などにより浅く速い短速呼吸になりがちです．しかし，短速呼吸では十分な酸素が得られないため，術前から深呼吸の練習をしておく必要があります．
2．胸式呼吸　→×
　　手術で呼吸筋を切開しているため，胸式呼吸は創部痛を伴います．横隔膜を有効に使う呼吸のほうが痛みも少なく呼吸効率も得られるため，腹式呼吸の練習をしておきます．
3．口すぼめ呼吸　→×
　　1秒率は85％と正常であり，閉塞性疾患でもないため，口すぼめ呼吸をする必要はありません．

4．間欠的陽圧呼吸（IPPB）　→○

　間欠的陽圧呼吸（IPPB）とは，人工呼吸器を用いて患者の吸気に合わせて機械的に気道内に陽圧をかけ，肺を膨らませる方法です．呼吸障害があって換気不足の場合でも，この機械的呼吸補助によって換気量を増やすことができます．ただし，患者さんの状態に合わせた設定で実施しないと，気胸などを合併することがあるため十分注意する必要があります．％肺活量80％未満は拘束性換気障害の状態です．このような呼吸障害の際に間欠的陽圧呼吸（IPPB）を実施することで換気不足を補うことができ，呼吸仕事量の軽減を図ることができます．術前から練習しておくことが望ましいです．

[問題2-8]
　　正答は選択肢3．です．

1．酸素投与量を増やす．　→×

　酸素が肺まで到達できていない状態では，酸素投与量を増やしても効果は期待できません．

2．去痰薬の吸入を行う．　→×

　去痰剤を吸入してもよいのですが，痛みのために痰を出すことができないため，なるべく早く痰を除去します．

3．気管支鏡による気管内吸引の準備をする．　→○

　切除したのは左肺ですが，反対の右肺が無気肺になっています．また，酸素吸入中であるにもかかわらず経皮的動脈血酸素飽和度が86％と低酸素状態です．このまま無気肺を放置すると肺炎に移行しやすいため，早急な対応が必要です．創部痛が激しく排痰できそうにない場合には，気管支鏡による吸引を急ぐ必要があります．

4．胸腔ドレーン吸引圧を上げる．　→×

　胸腔ドレーンは胸腔内に貯留した血液や浸出液を排出し，肺の再膨張を促すものです．気管支内に痰がからんで，その末梢に空気が入らないことで無気肺が生じているため，吸引圧を上げても効果は期待できません．

Chapter 3　大腸癌

例題　　　　　　　　　　　　　　　　　　　　　第104回看護師国家試験問題

次の文を読み［例題 3-1］［例題 3-2］［例題 3-3］の問いに答えよ．

Aさん（45歳，男性）は，便に血液が混じっていたため受診した．検査の結果，直腸癌と診断され，自律神経を部分温存する低位前方切除術が予定されている．

［例題 3-1］術後に予測されるのはどれか．
1. 排尿障害
2. 輸入脚症候群
3. ストーマの陥没
4. ダンピング症候群

［例題 3-2］術後1日．順調に経過し，Aさんは離床が可能になった．腹腔内にドレーンが1本留置され，術後の痛みに対しては，硬膜外チューブから持続的に鎮痛薬が投与されている．看護師がAさんに痛みの状態を尋ねると，Aさんは「まだ傷が痛いし，今日は歩けそうにありません」と話す．このときの対応で最も適切なのはどれか．
1. 体動時に痛む場合は歩行しなくてよいと説明する．
2. 歩行には看護師が付き添うことを提案する．
3. 歩行練習を1日延期することを提案する．
4. 鎮痛薬の追加使用を提案し歩行を促す．

［例題 3-3］術後6日．ドレーンから茶褐色で悪臭のある排液があった．Aさんは，体温 38.2℃，呼吸数 20/分，脈拍 82/分，整であった．Aさんの状態で最も可能性が高いのはどれか．
1. 腸炎
2. 胆汁瘻
3. イレウス
4. 縫合不全
5. 術後出血

（解答・解説は p49）

大腸癌と国試問題

　癌の部位別死亡数をみると，2014（平成26）年大腸癌は男性の第3位，女性の第1位で，近年増加傾向にあります．その原因として，日本人の食事形態の欧米化が指摘されています．具体的には，昔ながらの食物繊維の多い穀類や野菜を中心とする和食の摂取機会が減少し，動物性脂肪の多い食品の摂取が増加しているようです．大腸癌は国家試験にもよく出題される疾患ですので，大腸の解剖生理学から大腸癌の疾患，治療，看護をしっかりと復習していきましょう．

大腸癌の問題を解くための基礎知識

大腸の構造

　まずは大腸の構造を見てみましょう．

　大腸は，盲腸→結腸（上行結腸→横行結腸→下行結腸→S状結腸）→直腸からなり，肛門へと続く約1.5 mの管です．結腸の外壁には結腸ヒモとよばれる3本の縦に走る筋肉（外縦走筋）があり，きんちゃく袋の開け口のようにモコモコした構造になっていて，外側の凸部分を結腸膨起，内側の凹みを半月ヒダといいます．このような構造は，大腸の表面積を少しでも広くとるための工夫といえます（**図 3-1**）．

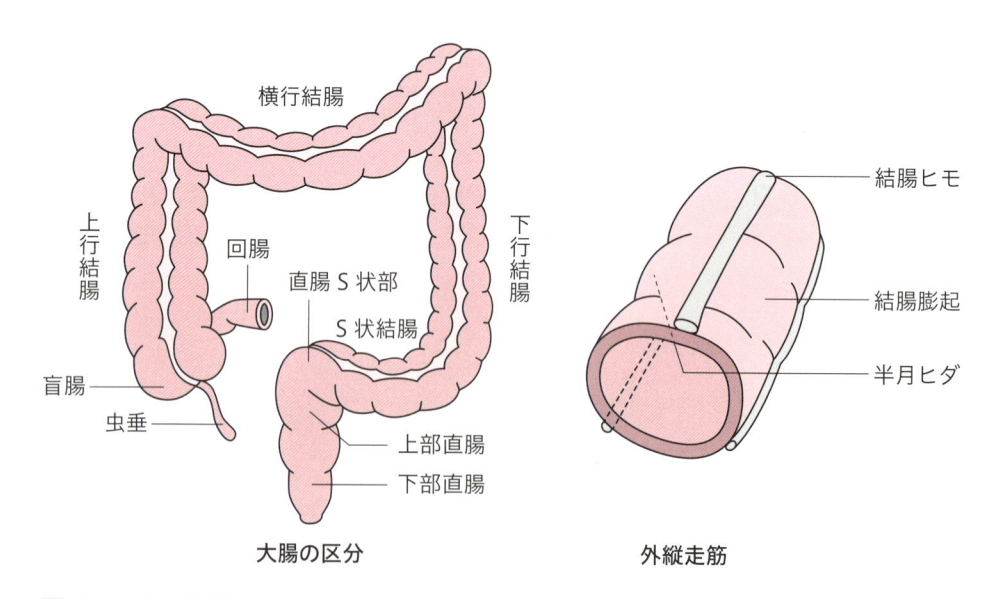

図 3-1　大腸の形態

大腸の運動には，「蠕動運動（運ぶ）」「分節運動（混ぜる）」があり，運んで，混ぜてを繰返しています．栄養成分の消化・吸収はおもに小腸でおこなっていますので，大腸は消化・吸収をほとんどおこなっていません．では，大腸はどのようなはたらきをしているのでしょうか？

大腸の機能

大腸のはたらきは『小腸から送り込まれたものから水分を吸収して便をつくること！』です．大腸の内側表面の粘膜層には，分泌機能が備わった多くの腺細胞があり，重炭酸イオン（HCO_3^-）をたくさん含むアルカリ性の粘液を分泌しています．この粘液は，便を滑りやすく運びやすくするもので，潤滑剤のはたらきをしています．

また，大腸の中には500〜1,000種類の腸内細菌がいて，その数は500兆〜1,000兆ほどと考えられています．細菌の総量は約1.5kgにも及ぶそうです．これらの細菌は，人体が分泌する酵素では消化できないものを分解したり，ビタミンKを産生したり，外から入ってくる病気の原因になる菌（病原細菌）が，大腸に居座ること（定着）や増えること（繁殖）を防いだりしています．このようなはたらきは人体にとって効果的なことばかりですが，腸内細菌が増えすぎてしまうのも良くないので，私たちは排便によって定期的に腸内細菌を排出しています．

［　大腸癌の理解と看護　］

それでは，今回のメインテーマ「大腸癌」のお話を進めましょう．

大腸癌の原因と誘因

大腸癌は，大腸の内側表面の粘膜層（分泌機能が備わった多くの腺細胞がある）に発生する癌であるため，組織学的に腺癌に分類されるものが多くみられます．悪性新生物の部位別死亡順位でも男性女性ともに1〜3位に入っており，死亡率の高い癌の1つです．

大腸癌になる要因として遺伝や環境が関係していると考えられています．遺伝的要因として，癌の発生を抑制している癌抑制遺伝子（APC遺伝子，p-53遺伝子，DCC遺伝子，K-ras遺伝子など）が欠けていたり（欠失），その構造に異常があったりすることがあげられます．環境的要因としては，日本人の食事が欧米化していることによる動物性蛋白質や脂肪の過剰摂取，食物繊維の摂取不足などがあげられます．

大腸癌は，直腸，S状結腸に好発しますが，近年はS状結腸の癌が増加傾向にあります．粘膜下層までのものは早期癌，粘膜下層を越えるものは進行癌として分類されています．また，上皮組織から発生する小腫瘍（ポリープ）は，良性・悪性ともに癌化しやすいことがわかっています．

大腸癌の症状

　大腸内にできた腫瘍に便が擦れたりすることで出血し，血便や粘血便となることがあります．出血により貧血状態となることもあります．出血が少量であれば，明らかな血便がみられない場合もあります．大腸に腫瘍が発生したことで大腸内の内腔が狭くなり，便が通れず便秘となったり，無理に通ろうとすると腸蠕動が亢進し，水分の吸収が間に合わずに下痢になったりします．また，腸内に発生したガスがたまることで腹部膨満感や腹痛がみられます．腫瘍によって狭くなっているところを通過するため，便の形状は変化し細い柱のような便になるのが想像できますか？　それを便柱狭小といいます．さらに，腫瘍が大きくなると，大腸内を閉鎖して塞いでしまう状況になります．そのため，腸閉塞（イレウス）となり，排ガス停止となることもあります．

癌の転移

　癌はさまざまなルートで広がっていきます．そのルートには，血液の流れに乗って肝臓や肺に転移していく血行性転移や，リンパ管の流れに乗って周囲のリンパ節に転移していくリンパ行性転移，さらに腸の壁を突き破って，お腹の中で種を播いたように癌細胞が広がり，腹膜に転移する播種性転移があります（**図 3-2**）．

大腸癌の検査と診断

　大腸癌の検査には，直腸診，便潜血反応，腫瘍マーカー，注腸造影，内視鏡検査などがあります．

直腸診（直腸指診ともいう）

　その名のとおり指で直腸内を直接触診する方法で，簡単におこなうことができます．

便潜血反応

　便潜血反応は，次に説明する腫瘍マーカーと同様に，検査が必要なのか必要でないのかを測る第 1 次スクリーニングとして用いられます．

　採取した便にヘモグロビンが混ざっていないかを確認する検査です．明らかな血便でなくても発見することができます．しかし，腫瘍からの出血は癌の程度にもよりますし，血便は痔の症状などでも認められるものなので，2 日間の便を採取する便潜血 2 日法が有効とされています．

腫瘍マーカー

　癌から発生する物質（蛋白質，酵素，ホルモンなど）を血液を用いて調べる検査です．その癌特有の物質が高値であれば，その癌が存在する可能性が高いということになります．大腸癌

腸の壁

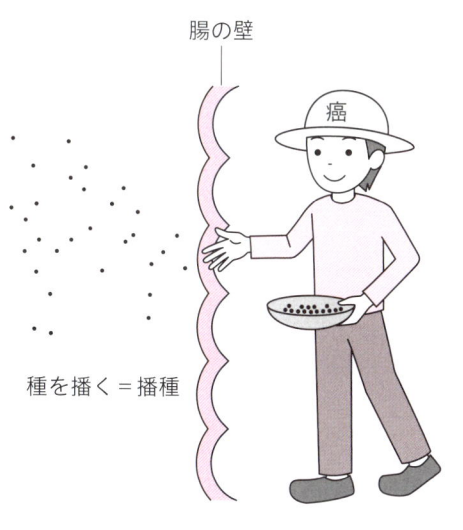

種を播く＝播種

図 3-2　播種性転移（腹膜播種）

の場合，血中に含まれる癌胎児性抗原（CEA）や糖鎖抗原 19-9（CA19-9）の数値を調べます．参考までに，AFP や PIVKA II の上昇であれば肝細胞癌，hCG の上昇であれば絨毛癌，PSA の上昇であれば前立腺癌の可能性が高いということも，あわせて覚えておきましょう．

しかし，腫瘍マーカーには，早期の癌では数値の上昇がみられないという欠点があります．数値が上昇していないからといって，癌でないとはいいきれないということです．

注腸造影

肛門から大腸内に造影剤と空気を注入する検査です．その後，X 線を照射して大腸内部を観察することで，癌の大きさや形，場所などを特定することができます．「リンゴの芯像（apple core sign）」は有名な画像で，とくに大腸進行癌で認められます（**図 3-3**）．

内視鏡検査

その名のとおり，肛門から内視鏡を挿入し肉眼的に大腸の内側を見ることができる検査です．また，検査と同時にポリープ（小腫瘍）や早期癌を切除することもでき，治療として活用されることもあります．

大腸癌の治療

大腸癌の治療は，大きく 2 つに分けることができます．切除できるものであれば手術，できないものであれば化学療法や放射線療法などで治療します．ここでは手術についてお話しします．手術にもたくさんの術式があり，癌の位置によっても違いがあります．

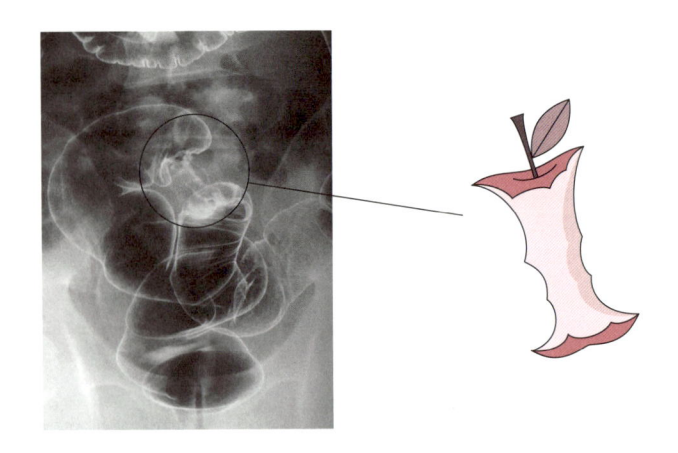

図 3-3　注腸造影によるリンゴの芯像
(中村信美：大腸炎症性疾患の鑑別診断.「放射線画像技術学」．小水　満編，p158，医歯薬出版，2010．より許可を得て転載)

癌の位置と術式（図 3-4）

結腸癌の手術

結腸癌の手術の場合には，単純に病巣部を切除し，つなぎ合わせる手術として結腸部分切除術がおこなわれます．

直腸癌の手術

直腸癌の手術で，病巣部が直腸の高い位置（口側）にある場合には，肛門を温存したまま病巣部を切除しつなぎ合わせる高位前方切除術がおこなわれます．一方，病巣部が直腸の低い位置（肛門側）にある場合には低位前方切除術がおこなわれます．肛門部を温存できる前方切除術では，切除した際に肛門部からの長さを 2 ～ 3cm 残せることが条件となります．残すことができない場合は，肛門部ごと切除する腹会陰式直腸切断術（miles 術）がおこなわれています．

また，病巣部を切除した後，肛門側の断端部を縫合して口側の断端部を腹側に出すハルトマン手術という方式があります．この方法は，腹腔内に汚染があり，腸管のつなぎ合わせが危険な場合や，肛門括約筋の機能不全がある場合などにおこなわれる術式です．

肛門部分を切除する腹会陰式直腸切断術と肛門断端部を縫合するハルトマン手術では，出口がふさがれてしまうため，どちらも人工肛門（ストーマ）の造設が必須となります．

手術による合併症

術後出血

手術は，病巣部位を切って取り出し，つなぎ合わせ，縫うわけですから，当然のごとく出血します．創部に血液がたまらないよう，腹腔内にドレーンチューブが留置されます．術後の出血量はもちろんのこと，血の性状などを確認しなければなりません（術後出血は術後 24 時間以内に起ることが多いです）．

呼吸器合併症

全身麻酔下で手術がおこなわれるため，術後は痛みや臥床によって内臓が横隔膜を圧迫する

高位／低位前方切除術　　腹会陰式直腸切断術　　ハルトマン手術
　　　　　　　　　　　　　（マイルズ術）

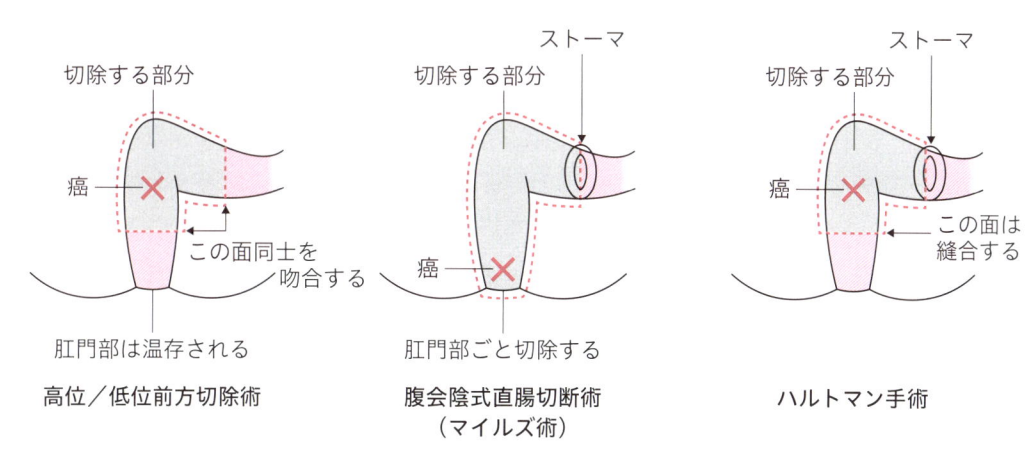

図 3-4　大腸癌手術の術式

ことによって効率よく換気できず痰を喀出しにくいことから，無気肺や肺炎といった呼吸器合併症を引き起こすこともあります．早期離床ということをよく聞きますが，なぜ早期離床を進めなければならないのでしょうか？　重力で横隔膜を下降させることで肺の換気量が増加し，呼吸器合併症の予防につながるからです．それから，筋力の維持にも効果があります．そのため，鎮痛薬を使用するなどして疼痛コントロールをおこない，早期離床を促していくことも大切です．また，深呼吸も効果的ですから，術前から深呼吸の練習をすすめておきましょう．

縫合不全

　縫合部がうまくつかないなどの縫合不全などが起こる可能性もあります．縫合不全の場合，創部に悪臭があったり，ドレーンからの排液が濁ってきたりします．通常ドレーンからの排液は，血性→淡血性→淡々血性→淡黄血性→淡黄色→漿液性と変化していき，排液量も徐々に減少していきます．また，創部痛が増強することがあります．創部は殿部ですから，患者さんは「傷が痛い」ではなく，「お尻が痛い」と訴えることがほとんどです．

　創部を観察することはもちろん，排液量や色を十分観察して，患者さんの声にも耳を傾けましょう．

神経因性膀胱・性機能障害

　直腸の周囲には，排便，排尿，性機能をつかさどる自律神経が走行しています．腫瘍を摘出して大腸癌を根治させるためには，自律神経も切除することがありますが，可能なかぎり温存したいですよね．自律神経を残す術式を自律神経温存療法とよんでいます．しかし，損傷の程度によっては，神経因性膀胱や性機能障害をきたすことがあります．そのため，術前にはこれらの合併症について患者さんにしっかりと説明しておかなければなりません．とくに性機能障害についてはパートナーを含めて説明することが大切です．

人工肛門（ストーマ）

　ストーマとは，ギリシャ語で「口」を意味する言葉だそうです．今では「人工肛門」と訳さ

れることが多くなってきていますが，実際には，小腸ストーマ，大腸ストーマ，尿路ストーマがあります．小腸ストーマをイレオストミー，大腸ストーマをコロストミーといいます．イレオストミーとコロストミーでは，排泄物に含まれる水分の量が異なるため，その性状に違いがあります．イレオストミーの場合は水様便です．コロストミーの場合は，ストーマを造設する位置によって性状が変わってきます．小腸に近い部分であれば水分の吸収が不十分なため水様便ですが，肛門部に近づくにつれて，水様便，泥状便，軟便，有形便となっていきます．

術前のかかわり

ストーマを造設する際には，術前からの患者さんとのかかわりがとても重要になります．術前に排便行為を自分でできていた患者さんは，術後は自分でストーマによる排便の管理をしなければなりません．そのためには，ストーマとはどういうもので，どのように扱わなければならないのかを伝える必要があります．

患者さん同士が手術の話をしたり，創部を見せ合ったりしていることはよくある光景ですが，排泄部分を見せるのはとても恥ずかしいですよね．ですから，ビデオ映像を見たり，実際に装着したりすることでイメージをつかんでもらいます．お腹に人工肛門を造設するわけですから，ボディイメージの変化を受容できるように支援していくことはとても大事なことになります．一気に説明するのではなく，患者さんの理解度や受容度をしっかりと確認しながら説明していきましょう．

ストーマ造設部位

ストーマを造設する際は，位置を決定づけるマーキングが必要となります．患者さんのライフスタイルにも目を向けて，本人が見ることができ，自己管理（セルフケア）がしやすい位置を選択します．くぼみを避けるために臍よりも低い位置，座位でも隠れないように腹部脂肪層の頂点，骨の上やシワのある部位など凹凸のある場所は避けた位置などが条件です．また，できるだけ腹直筋を貫通させる位置に造設します．そうすることで，ストーマが安定します（**図3-5**）．

ストーマ装具・装着について

ストーマを造設されている人をオストメイトとよんでいます．オストメイトの人は，ストーマ装具を活用して日常生活を送っていきます．ストーマ装具は，ストーマ部の周りの土台となる面板と便を受け止める袋のパウチの2つの部品で構成されています（**図3-6**）．面板とパウチが一緒になっているものをワンピース，別々になっているものをツーピースといいます．

土台となる面板を装着する際，ストーマの大きさにあった穴をあけて使用します．その際，ストーマ部分に面板が触れると粘着力が落ちて漏れの原因になってしまうため，面板の穴をストーマより少し（2mm程度）大きめにカットします．面板を装着する際は，腹部を膨らませて貼ることでシワを伸ばすことができ，漏れの予防にもなります．

一方，便を受け止める袋のパウチには，たまった便を下から排泄できる下部開放型（ドレインパウチ）と袋ごと交換する閉鎖型（クローズパウチ）との2種類があります．どちらも便が1/3程度たまったところで，下部開放型であれば排泄し，閉鎖型であれば交換することをすすめています．便の重さで，土台である面板がズレないようにするためです．

また，オストメイトの人は，皮膚保護や漏れ防止のために，ライフスタイルやニーズに合っ

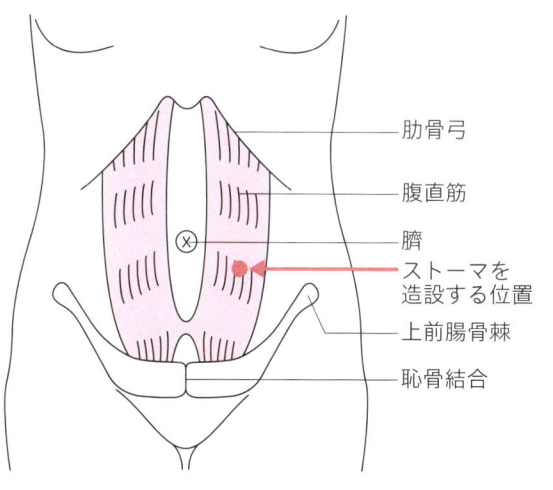

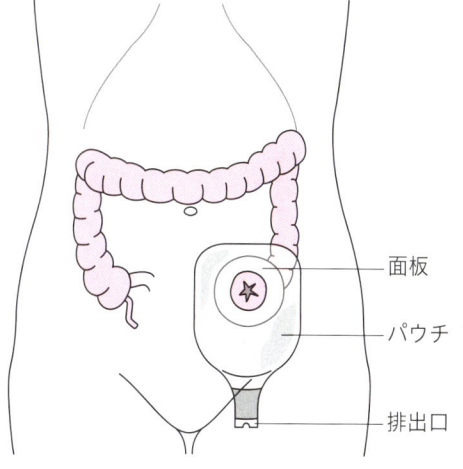

図 3-5　ストーマを造設する位置

図 3-6　ストーマ装具

たものを選択し，ストーマを装着した生活であってもQOLの向上を図っていく必要があります．

大腸癌の看護

　ストーマを造設した患者さんの日常生活について，生活の基礎となる「衣」「食」「住」をキーワードに退院指導をおこなうことも看護師の重要な役割です．

　まずは「衣」ですが，ストーマ部への圧迫を避けるものであれば問題ありません．ウエストの緩いものを選択するといいでしょう．

　次に「食」です．基本的には何を食べても大丈夫ですが，消化しにくいものは細かく刻んで摂取するとよいでしょう（**表 3-1**）．ガスを発生しやすい食物や便臭が増す食物は知っておくとよいでしょう．パウチがガスでパンパンになってしまわないよう，定期的にガス抜きをおこなうことも必要です．

　オストメイトの人に坐薬は使用できますか？　浣腸は実施することはできますか？　どうでしょうか？　答えはYESです．基本的に，肛門の位置が殿部から腹側に変わっただけですので，坐薬も浣腸も実施することができます．

　最後に「住」です．肛門の位置が変わっただけですので，普段と変わらず生活することができます．

　入浴する際は，どうしたらよいでしょうか？　そもそも入浴をすることはできるのでしょうか？　殿部に肛門があっても入浴することはできますよね．肛門の位置が変わっただけで，入浴することはもちろん可能です．装具を付けたままの人もいますが，入浴のタイミングで装具を付け替える人もいます．面板をはがす際は，粘着剥離剤を使用して皮膚に負担のかからないようにします．ボディソープや石鹸を使用して，泡で洗浄しきれいに流していきましょう．入

表 3-1 知っておくとよい食物の特徴

消化しにくいもの	ガスを発生しやすいもの	便臭が増すもの
・シリアル，そば，中華麺，玄米 ・納豆，油揚げ，ピーナッツ，枝豆 ・わかめ，ひじき，のり，昆布 ・タコ，イカ，牛肉，サラミ，パイナップル，みかん，とうもろこし，ごぼう，たけのこ，蓮根　など	・カリフラワー，キャベツ ・ねぎ，貝，かに，えび ・炭酸飲料，ビール ・やまいも，さつまいも，ラーメン　など	・かに，えび，にら ・たまねぎ，にんにく ・チーズ，たまご　など

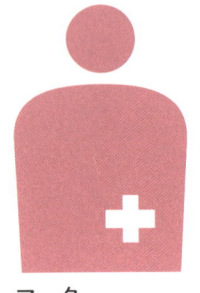

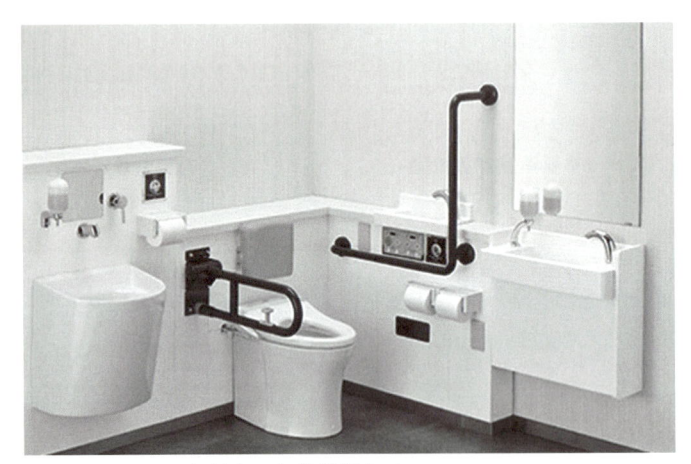

マーク

オストメイトにも対応した多機能トイレ
左側に，パウチの装着状態を確認できる鏡，パウチ内の排泄物を捨てる流しがあります．

図 3-7　オストメイトにも対応した多機能トイレ
（写真は TOTO 株式会社のウェブサイトより許可を得て転載）

浴のタイミングとしては，食事前や食後時間がたった後など，排泄の少ない時間帯を選択するとよいでしょう．また，排泄パターンを日頃から知っておくとよいでしょう．浴槽につかって，ストーマから腸にお湯が入ってくることはないのでしょうか？　答えは，「NO」です．浴槽内の水圧よりも腹腔内圧のほうが高いからです．

　みなさんは，**図 3-7** のマークを駅やデパートなどで見たことはありますか？　オストメイトの方が排泄しやすいように設計されたトイレです．ぜひこのマークがある駅やデパートなどのトイレを覗いてみてください．

　最後にみなさんに質問です．
　オストメイトの方は…　スポーツできますか？　性生活できますか？　旅行に行けますか？飛行機に乗れますか？　山登りできますか？　妊娠，出産できますか？

　もちろん答えはすべて「YES」ですよね．肛門の位置が変わっただけです．ただ，腹部に圧力がかかるスポーツは避けましょう．山登りや飛行機では，気圧の変化によりパウチが膨らむ可能性がありますから，定期的にガス抜きをおこなうよう伝えましょう．

大腸癌の国家試験問題にチャレンジ！

最初のページに出題した国家試験問題にチャレンジしてみましょう．
――――解けましたか？　それでは，解説を始めます．

[例題 3-1]
正答は選択肢 1．です．

1. 排尿障害　→○
   骨盤神経の障害により，排尿障害を起こすことがあります．
2. 輸入脚症候群　→×
   胃切除術のビルロートⅡ法再建で起こりやすい合併症です．
3. ストーマの陥没　→×
   低位前方切除術では肛門括約筋が温存されるため，ストーマは造設しません．
4. ダンピング症候群　→×
   胃切除後に起こりやすい合併症です．

[例題 3-2]
正答は選択肢 4．です．

1. 体動時に痛む場合は歩行しなくてよいと説明する．　→×
   手術後の合併症予防には早期離床が重要なので，疼痛緩和を図りながら促します．
2. 歩行には看護師が付き添うことを提案する．　→×
   患者は1人で歩行することを不安に思っているわけではなく，疼痛に対する不安を訴えています．
3. 歩行練習を1日延期することを提案する．　→×
   早期離床は筋力低下や呼吸器合併症などを予防するために重要なので，歩行練習は基本的に延期しません．
4. 鎮痛薬の追加使用を提案し歩行を促す．　→○
   患者は疼痛を理由に歩けそうにないと話しているため，疼痛緩和を図ったうえで離床を進められるよう援助していきましょう．

[例題 3-3]
正答は選択肢 4．です．

1. 腸炎　→×
   発熱があり炎症は認められていますが，ドレーンからの茶褐色の排液を考慮すると縫合不全

の可能性が高いと思われます．

2．胆汁瘻　→×

　低位前方切除の術式から，胆汁瘻は考えにくいです．胆汁瘻とは，胆嚢を切除した合併症として，胆汁が腹腔にたまったものをいいます．

3．イレウス　→×

　術後合併症としてイレウスはありますが，ドレーンからの茶褐色の排液を考慮すると縫合不全の可能性が高いと思われます．

4．縫合不全　→○

　縫合不全は術後3〜7日に起こりやすく，排液に壊死組織がたまって悪臭を放ちます．茶褐色の排液は腸内容物の漏出を示していて，すでに発熱を認めており，腹腔内感染による急性腹膜炎が疑われます．

5．術後出血　→×

　術後出血は術後24時間以内の早期に多い症状なので，術後6日にみられる可能性は低いです．

おわりに

　いかがでしたか？　大腸の解剖生理学から，大腸癌の治療，看護を復習できましたか？　また，ストーマを造設された方のイメージはつきましたか？　大腸癌は多くの人が罹患する疾患ですから，実習や臨床現場で大腸癌の患者さんに出会う確率は非常に高く，理解しておかなければならない疾患の1つです．

　術後の合併症には，事前に予防できるものもあります．医療従事者のかかわりによって予防できるものは，患者さんを守るためにもしっかりと予防していきましょう．また，排泄に関わることですので患者さんの羞恥心も大きいです．羞恥心への配慮も忘れずに日々の看護を提供していきましょう．

　それでは，大腸癌の類題にチャレンジしてみましょう．

実践力養成 大腸癌の類題にチャレンジ！

[問題 3-1] 直腸癌について誤っているのはどれか．【第 85 回】
1. 血便を主訴とすることが多い．
2. 下部直腸に好発する．
3. 組織学的に腺癌が多い．
4. 上部直腸の癌は肝への転移はない．

[問題 3-2] 大腸癌で正しいのはどれか．【第 97 回】
1. 男性の悪性新生物死亡数で第 1 位である．
2. 発生部位では直腸癌の割合が増加している．
3. 食物繊維摂取量を減らすことが予防に有効である．
4. 便潜血反応 2 日法を 1 次スクリーニングに用いる．

[問題 3-3] 腹会陰式直腸切断術後の看護で誤っているのはどれか．【第 87 回】
1. 膀胱留置カテーテルは術後 1 日で抜去する．
2. 排ガス確認後に経口摂取を開始する．
3. 人工肛門の管理を行う．
4. 性機能障害に対するサポートを行う．

[問題 3-4] 退院指導で正しいのはどれか．2 つ選べ．【第 86 回・状況設定抜粋】
1. 性生活について夫婦一緒に説明する．
2. 旅行は控えるように説明する．
3. 水分を控えるように説明する．
4. 人工肛門装具の選択について説明する．

[問題 3-5] 人工肛門について正しいのはどれか．【第 92 回】
1. ストーマ造設位置のマーキングは仰臥位で行う．
2. ストーマは腹直筋上に造設する．
3. 装具の交換は通常 1 日 1 回である．
4. 浣腸排便法では浣腸液を順行性に注入する．

[問題 3-6] ストーマのパウチ交換で適切なのはどれか．【第 100 回】
1. ストーマと同じサイズに面板を切る．
2. パウチ周囲の皮膚はアルコールで拭く．
3. パウチを装着する際は，患者は腹部を膨らませる．
4. 内容物がパウチ容量の 8 割を超えたらパウチを交換する．

解答と解説

[問題3-1]
正答は選択肢4．です．

1. 血便を主訴とすることが多い． →○
   直腸癌では血便を主訴に受診することが多いため，スクリーニングとして便潜血検査が用いられます．
2. 下部直腸に好発する． →○
   大腸癌の好発部位は，直腸，S状結腸ですが，近年の傾向としてS状結腸が増加傾向にあります．
3. 組織学的に腺癌が多い． →○
   大腸癌は，大腸粘液を分泌する腺細胞が癌化する腺癌が多くみられます．
4. 上部直腸の癌は肝への転移はない． →×
   直腸のうち，上部は門脈系（上直腸静脈による）であり，中部から下部は下大静脈へと注ぐ静脈を有するので，上部直腸の癌は血液の流れによって肝臓に転移する可能性があります．

[問題3-2]
正答は選択肢4．です．

1. 男性の悪性新生物死亡数で第1位である． →×
   第97回で出題された当時も，2015（平成27）年も，男性の悪性新生物死亡の第1位は肺癌です．女性の第1位は大腸癌となっています．
2. 発生部位では直腸癌の割合が増加している． →×
   近年では，直腸癌より右側結腸，S状結腸での割合が増加傾向にあります．
3. 食物繊維摂取量を減らすことが予防に有効である． →×
   食物繊維は，発癌物質を吸着して排泄させやすくするため，大腸癌のリスクを下げます．
4. 便潜血反応2日法を1次スクリーニングに用いる． →○
   大腸癌検診では，1次スクリーニングとして便潜血反応検査2日法を実施しています．

[問題3-3]
正答は選択肢1．です．

1. 膀胱留置カテーテルは術後1日で抜去する． →×
   直腸や骨盤内に手術侵襲があるため，排尿や性機能に関与する神経などを損傷している可能性があります．膀胱留置カテーテルを1日で抜去することはまずありません．
2. 排ガス確認後に経口摂取を開始する． →○
   排ガスは腸の蠕動運動がおこなわれている1つの目安となります．そのため，通常，経口摂取は排ガス確認後に再開していきます．
3. 人工肛門の管理を行う． →○
   ストーマ造設が必要となる手術なので，ストーマが自己管理できるようかかわっていく必要があります．
4. 性機能障害に対するサポートを行う． →○
   選択肢1．と同様に，神経を損傷している可能性があるため，サポートが必要となります．

[問題 3-4]
正答は選択肢 1．と 4．です．
1．性生活について夫婦一緒に説明する．　→○
　性生活に関することは夫婦の問題なので，患者さんのみならず夫婦で接することが必要です．
2．旅行は控えるように説明する．　→×
　肛門の位置が変わっただけですので，とくに旅行を控える必要はありません．
3．水分を控えるように説明する．　→×
　便が硬くなってしまうと排泄しにくくなってしまうため，水分を控える必要はありません．
4．人工肛門装具の選択について説明する．　→○
　自己管理していくうえでも，患者さん個人の生活にあった装具の選択について伝えていくことがとても重要になります．

[問題 3-5]
正答は選択肢 2．です．
1．ストーマ造設位置のマーキングは仰臥位で行う．　→×
　座位で腹壁の脂肪層の変化やしわに注意し，前屈位や身体をねじるなど，さまざまな動作をとった状態をチェックし，立位でズボンやスカートを着用したときの影響なども考慮したうえで，腹直筋を貫く位置を確認していきます．
2．ストーマは腹直筋上に造設する．　→○
　腹直筋上に造設することでストーマが安定します．
3．装具の交換は通常 1 日 1 回である．　→×
　装具の交換目安は，通常，皮膚保護材の溶解程度によって判断していきます．
4．浣腸排便法では浣腸液を順行性に注入する．　→×
　浣腸液は逆行性に注入することで，腸内へ入って行くことができます．

[問題 3-6]
正答は選択肢 3．です．
1．ストーマと同じサイズに面板を切る．　→×
　ストーマに面板が直接触れると，皮膚への粘着力が落ち，便漏れの原因となってしまいます．そのため，わずかに（2mm 程度）大きめにカットします．
2．パウチ周囲の皮膚はアルコールで拭く．　→×
　完成したストーマは消毒不要で，石けんやボディソープを使用してやさしく洗浄していきます．アルコールやアルコールが含まれている製品は，皮膚のかぶれの原因となります．
3．パウチを装着する際は，患者は腹部を膨らませる．　→○
　腹部のしわを伸ばすため，可能な人には，腹部を膨らませて貼ることも大切です．
4．内容物がパウチ容量の 8 割を超えたらパウチを交換する．　→×
　面板や皮膚に負担がかかるので，パウチ内に便が 1/3 程度たまったら捨てましょう．

Chapter 4　脳梗塞

例題　　　　　　　　　　　　　　　　　　　　　　第104回看護師国家試験問題

次の文を読み［例題4-1］［例題4-2］［例題4-3］の問いに答えよ．

Aさん（65歳，男性，会社員）は，午後2時，会議の最中に急に発語しづらくなり，右上下肢に力が入らなくなったため，同僚に連れられて救急外来を受診した．既往歴に特記すべきことはない．来院時，ジャパン・コーマ・スケール〈JCS〉I-3，瞳孔径は両側2.0mm．呼吸数18/分，脈拍60～80/分，不整で，血圧176/100mmHg．右上下肢に麻痺がある．午後4時，Aさんの頭部CTの所見で特に異常は認められなかったが，MRIの所見では左側頭葉に虚血性の病変が認められた．

［例題4-1］この後の治療でまず検討されるのはどれか．

1. 血流の再開
2. 脳浮腫の予防
3. 出血性素因の除去
4. 脳血管攣縮の治療

［例題4-2］Aさんは心原性の脳梗塞と診断され，入院後に治療が開始された．治療後5日，意識レベルがジャパン・コーマ・スケール〈JCS〉II-30まで低下した．頭部CTで出血性梗塞と脳浮腫とが認められ，気管内挿管・人工呼吸器管理を行い，マンニトールを投与してしばらく経過をみることになった．この時点の看護で適切なのはどれか．2つ選べ．

1. 電気毛布で保温する．
2. 瞳孔不同の有無を観察する．
3. 水分出納を正のバランスに管理する．
4. Cushing〈クッシング〉現象に注意する．
5. ベッドを水平位にして安静を維持する．

［例題4-3］減圧開頭術後2週．気管内チューブは抜管され，意識レベルはジャパン・コーマ・スケール〈JCS〉II-10である．右上下肢の麻痺と運動性失語とが認められ，発語は少ない．利き手は右手である．Aさんとのコミュニケーションの方法で最も適切なのはどれか．

1. 筆談を促す．
2. 文字盤を用いる．
3. 大きな声で話す．
4. イラストを用いる．

（解答・解説はp70）

脳梗塞と国試問題

　2014（平成26）年，脳血管疾患の死因順位は第4位で，1970（昭和45）年をピークに減少傾向にあります．しかし，2013（平成25）年の国民生活基礎調査によると，介護が必要になった原因の第1位は脳血管疾患（脳卒中）で，まだまだ医療の場で脳血管疾患は重要な疾患であり続けるでしょう．国家試験でも，救急の場（急性期）で判断しなければならない意識状態，注意すべきバイタルサインの変化，病態に合わせた看護など，さまざまな知識と技術が問われています．このChapterでは脳梗塞という1つの疾患を取りあげますが，理解すべき解剖生理や病態生理は脳・神経系の領域に共通するポイントも多くあります．この機会に脳・神経系のポイントをしっかり学んでいきましょう．

脳梗塞の問題を解くための基礎知識

　脳にはさまざまな機能があります．脳梗塞を発症すると脳の機能が障害されますが，それによってどのような症状が出るのかは，脳のどの部位に梗塞が生じたかによって異なります．

　ひと口に脳と言っても，大きく大脳・間脳・中脳・橋・延髄・小脳に分かれています．なかでも大脳は最も発達していて，性格にも関わっています．また非常に多くの機能があるため，左右に分かれてはたらきを分業しており，右脳が左半身を支配し，左脳が右半身を支配しています．右脳と左脳の間に挟まれているのが間脳です．間脳は人間だけでなく，犬や猫などの動物でも重要なはたらきをもっています．それは食欲・睡眠欲・性欲といった本能に関するものです．間脳の下には脳幹とよばれる部位があり，呼吸や循環などの生きるために必要なはたらきを担っています．この脳幹は中脳と橋と延髄の3つからできています．この脳幹に背負われるように小脳が存在しています．小脳にはとくに運動に関する調節機能があります．神経系のなかでも運動に関する神経は全身にネットワークをつくっていて，小脳とつながっています．

　それでは，脳梗塞を理解するうえで最も重要となる大脳についてみていきましょう．大脳を輪切りにしてみると表面と内側の色が異なっていることがわかります．表面は灰色をしているので灰白質といい，大脳皮質ともよばれています．これに対し内側は白っぽい色をしているため白質といい，大脳髄質ともよばれています．大脳皮質には神経細胞が密集し，いろいろなはたらきをしています．この大脳皮質は大きく前頭葉，前頂葉，側頭葉，後頭葉に分けられます．それぞれが異なる機能をもっているので，梗塞された部位によって症状が異なります．

脳梗塞の理解と看護

　それでは，今回のメインテーマ「脳梗塞」のお話を進めましょう．

表 4-1　脳血栓症と脳塞栓症の違い

	脳血栓症		脳塞栓症
	アテローム血栓性脳梗塞	ラクナ梗塞	
基礎疾患	高血圧，糖尿病，脂質異常症など		心房細動，弁膜症など
特徴	階段状に進行する	無症状のことが多い	突然の発症
割合	30%	35%	35%

脳梗塞の原因・誘因

　脳梗塞は，脳の血管が詰まることで酸素や栄養素が行き渡らなくなり，脳の細胞が死んでしまうことで起こります．では，なぜ血管が詰まるのでしょうか．その原因は大きく2つに分けることができます（**表 4-1**）．

脳血栓症

　1つ目の原因は脳血栓症とよばれ，動脈内に血栓が形成されることで血管が閉塞してしまうものです．壮年期から老年期に発症しやすいといわれていますが，これは糖尿病や高血圧などが基礎疾患にあるためです．このような基礎疾患をもつ人は，とくにアテローム性動脈硬化を起こしやすく，動脈壁にコレステロールなどが沈着してしまいます．硬化部位には血小板などが集まりやすく，血栓が形成されます．この血栓が大きくなると血管を閉塞して血流を止めてしまいます．これが脳血栓症で，安静時や睡眠時に発症しやすいといわれています．

　脳血栓症には，太い脳動脈に詰まることで大きな梗塞を引き起こすアテローム血栓性脳梗塞と，細い脳動脈に詰まることで小さな梗塞を引き起こすラクナ梗塞があります．動脈硬化は限局した部位に起こるわけではなく，血管に広く形成されるため，どこか1カ所で血管が閉塞されるだけでなく，別の場所でも血管が閉塞されるということも起こりえます．そのため，最初の梗塞で出現した症状に加わる形で2回目の梗塞が起こって，さらに症状が増えていくことがあります．このような経過を「階段状に進行する」と表現します．梗塞部位が小さいラクナ梗塞は無症状のことも多くありますが，梗塞部位によってはさまざまな症状がみられます．

脳塞栓症

　2つ目の原因は脳塞栓症とよばれ，血栓・脂肪滴・空気などが血液中を流れていき，その塊よりも細い血管腔で詰まってしまうものです．そのため，年齢によらず誰でも発症する可能性があります．とくに心房細動や弁膜症など心臓内に形成された血栓によるもの（心原性脳塞栓症）が多く，突然の発症を特徴とします．脳血栓症と違うところは，次々と血管に閉塞が起こるわけではないため，最初の発症が梗塞によって出現する症状のすべてとなることが多いということです．日中の活動時に発症しやすいといわれています．

一過性脳虚血性発作

このように脳梗塞は2つに分けられるのですが，さらに一過性脳虚血性発作（TIA）についても覚えておきましょう．これは脳梗塞のなかでもとくに脳血栓症のアテローム血栓性脳梗塞との関連が深いものです．血管にできたアテローム（粥腫）の一部が剥がれて脳の血管に詰まり，脳梗塞の症状が出現するのですが，その塊がすぐに分解されて多くは15分以内に回復します．このように24時間未満で治ると一過性脳虚血性発作といい，24時間以上症状が続くと脳梗塞となります．短時間で症状が消失したとはいえ，すでにアテローム性動脈硬化があるということを示しているため，脳梗塞を発症する前段階であるといえます．

脳梗塞の症状

では，脳梗塞を発症するとどのような症状がみられるのでしょうか．一言でいってしまうと，梗塞部位（障害部位）によって違います．そのため，脳梗塞では「この症状がみられる」というように覚えるのではなく，脳の各部位の機能とその部位の機能障害を合わせて学んでいきましょう．

それでは，大脳皮質の4つの区分，前頭葉，頭頂葉，側頭葉，後頭葉に分けて，図を見ながら確認していきましょう．

前頭葉

図4-1は，前頭葉のはたらきとその障害を示しています．

一次運動野（体性運動野）

前頭葉には中心溝のすぐ前に中心前回とよばれる部位があり，一次運動野（体性運動野）があります．一次運動野は，身体を動かすときに最初に命令を出す場所です．そのため，一次運動野が障害されると身体が動かせなくなります（運動麻痺）．図4-1のように，左脳側の一次運動野は身体の右側を動かすように命令を出していますから，左脳側が障害されると右の片麻痺が出現します．また，この運動の命令は，大脳皮質→脳の内部（大脳白質）→延髄にある錐体→脊髄前角→脊髄神経→骨格筋と伝わります．大脳皮質だけでなく，脳の内部で障害が生じた場合にも運動麻痺が出現することがあります．

運動性言語野（ブローカ野）

また，前頭葉には運動性言語野（ブローカ野）があります．図4-1にあるように，多くの人が左脳側に運動性言語野をもっています（右利きの人は約96％，左利きの人は約70％）．運動性言語野にはどのようなはたらきがあるのでしょうか．この段落の最初の文章を音読してみてください．多くのみなさんは問題なく読めると思います．しかし，運動性言語野が障害されたブローカ失語の場合，「まあああた，……んぜん……」というように，なかなか言葉が出てこないなどの症状がみられます．

前頭連合野

前頭葉は広い領域に複雑な機能があり，そこを前頭連合野といいます．ここは人間で最も発達している場所で，感情，思考，判断など，みなさんの「人柄」そのものをつくっています．

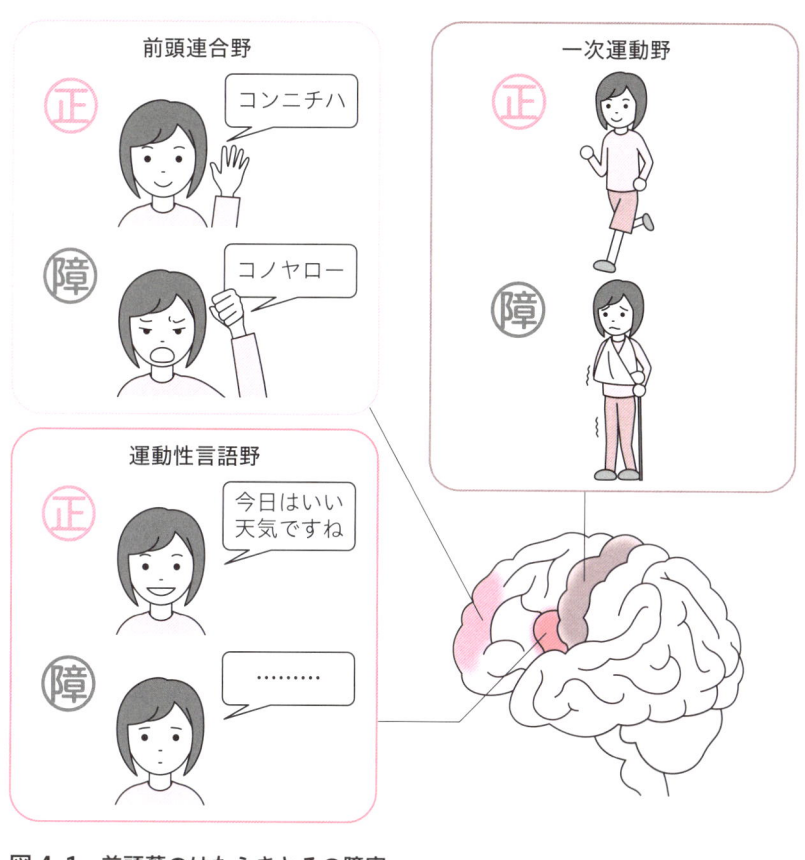

図 4-1　前頭葉のはたらきとその障害

　もし前頭連合野が障害されるとどうなるでしょうか．普段はやさしい人が凶暴になる，普段はしないようなことを平気でするなど，行動や人格に変化が表れます．また，やる気をなくすなど自発性の欠落もみられます．

頭頂葉

　図 4-2 は，頭頂葉のはたらきとその障害を示しています．

一次感覚野（体性感覚野）

　頭頂葉には中心溝のすぐ後ろに中心後回とよばれる部位があり，一次感覚野（体性感覚野）があります．一次感覚野は，反対側の身体の各部位から温度覚，痛覚，触覚，深部感覚などが伝達される場所で，この部位に情報が届くことで「感じる」ことができます．そのため，一次感覚野が障害されると感覚麻痺が起こります．

頭頂連合野

　頭頂葉の後方には頭頂連合野があります．頭頂連合野には，さまざまな感覚をまとめるはたらきがあります．体性感覚だけでなく，視覚や聴覚からの情報もまとめているため，周りの空間と身体の位置関係を把握したり，左右を区別したりする複雑な感覚に関する機能があります．

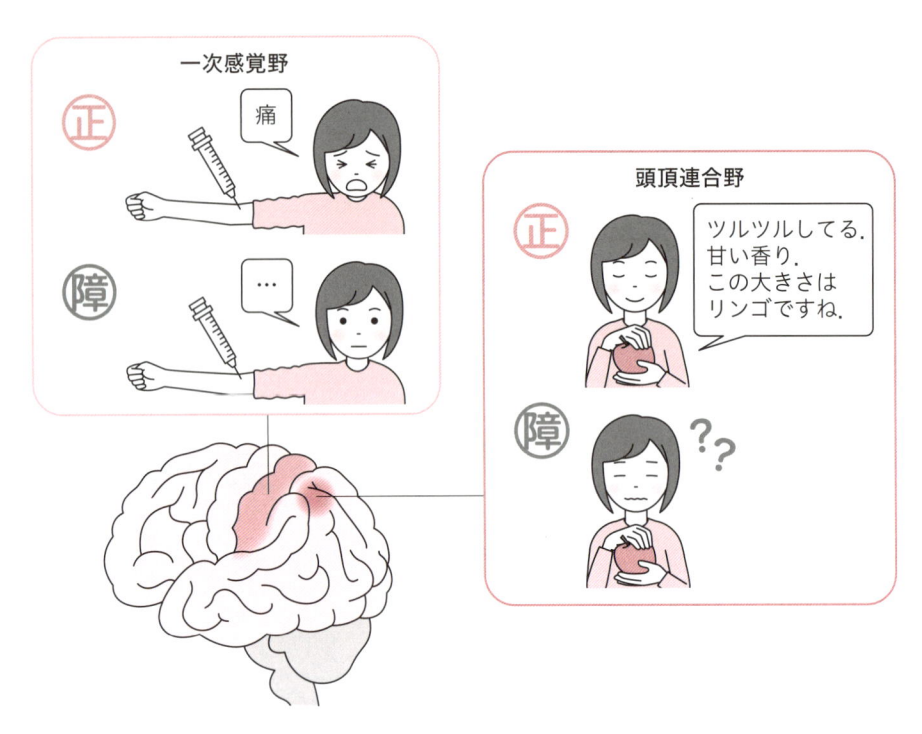

図 4-2 頭頂葉のはたらきとその障害

表 4-2 頭頂連合野の障害で出現するおもな失認・失行の種類

失認	半側空間無視	片側の身体の認識やその視野に入る周りのものが認識できないため，ぶつかったりして怪我をしても気がつかないことがある
	ゲルストマン症候群 　手指失認 　左右失認 　失書 　失算　　など	指の名前や位置がわからなくなる 左右の区別がつかなくなる 文字を書けなくなる 計算できなくなる
失行	着衣失行	服をうまく着られず，袖を通す場所がわからないなど
	構成失行	細かいものを組み合わせて大きなものを構成することができなくなるため，ペンで図を描いたりすることが困難になる

頭頂連合野が障害されると多くの失認や失行が出現します．たとえば，目を閉じて机の上にあるものを触れてみましょう．消しゴムや筆箱などがあるとわかりますよね．ですが，障害されていると，手で触れている物が柔らかい，四角いといった感覚がわからず，さらに本当に机の上のものを触っているのかといった空間的認識もわからなくなります．また，目を閉じることで視覚情報も入らないため，それが消しゴムなのかどうかはっきりとわからなくなります．その他の代表的な失認，失行についても表 4-2 に示しますので覚えておきましょう．

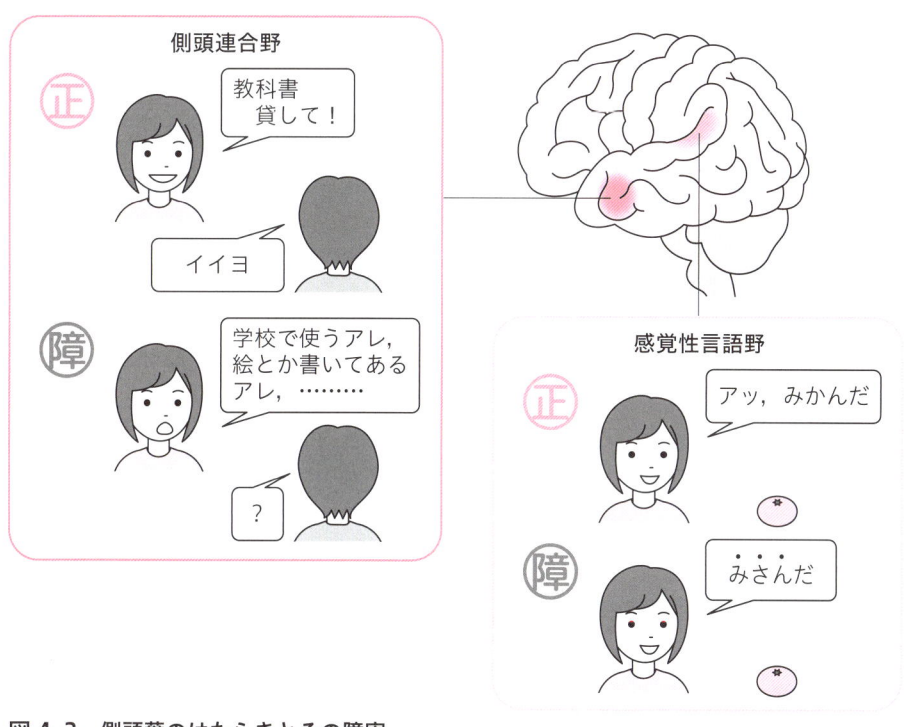

図4-3　側頭葉のはたらきとその障害

側頭葉

図4-3は，側頭葉のはたらきとその障害を示しています．

感覚性言語野（ウェルニッケ野）

側頭葉の後方には感覚性言語野（ウェルニッケ野）があります．感覚性言語野には，見ている文字を理解したり，聞いた言葉を理解したりするはたらきがあります．普段あまり意識していませんが，この本を読めているみなさんは正常に機能しています．感覚性言語野が障害されたウェルニッケ失語のある人だと，この本に何が書いてあるのかわからない，周りの人が何を言っているのかわからないという状態になります．このように言葉を理解することは難しいのですが，しゃべるという行為自体は障害されません．そのため，言い間違いや文法の間違いなど（錯語）が多くみられ，会話が成立しなくなります．

側頭連合野

また，側頭連合野が記憶に関与していることがある程度解明されてきています．側頭連合野が障害されると健忘失語（失名詞失語）が出現することがあります．これは話したい言葉が出てこないので，くどくどと遠回しに話をするという症状をいいます．その他，顔を見ても誰かわからない相貌失認や，物を見ても何かわからない物体失認もみられます．

後頭葉

後頭葉には視覚に関わる機能の中枢があります．形や色がおかしくなる視覚異常だけでなく，脳障害がある部位と同じ側の視野が欠損する同名半盲などもみられます（**図4-4**）．

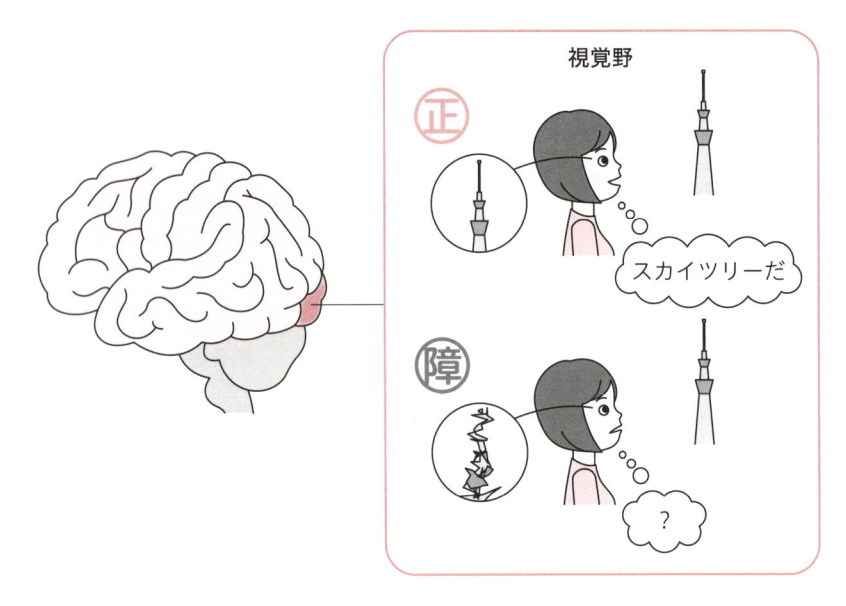

図 4-4　後頭葉のはたらきとその障害

頭蓋内圧亢進症状

　脳梗塞の発作が生じると，脳がむくみはじめます（脳浮腫）．脳浮腫とは，脳に水がたまりパンパンに膨れ上がっているような状態です．脳浮腫が進行すると，頭蓋骨は大きさが変わらないのに脳が大きくなることで，頭蓋内圧亢進状態となります．頭蓋内圧亢進は，脳梗塞だけでなく，脳出血，脳腫瘍，水頭症など，多くの脳疾患で出現しますから，しっかり覚えておきましょう．とくに急性頭蓋内圧亢進症状では，頭痛，意識障害，嘔吐，徐呼吸，クッシング現象（後で説明します）がみられます．
　脳が収まっている頭蓋骨の脊髄がつながる部位には大後頭孔という穴があります．脳がパンパンに膨れ上がると，その圧力（脳圧）は大後頭孔へ逃げようとします．すると，そこに位置している延髄に障害が出現します．延髄には嘔吐や呼吸の中枢が存在していて，刺激されると噴水様の嘔吐がみられます．

クッシング現象

　先ほど出てきたクッシング現象とは何でしょうか？　頭蓋内圧亢進状態では，心臓から脳へ血液を送る血管も圧力により押しつぶされてしまい，脳血流が不足する状況となります．それを防ごうと心臓はゆっくりと力強く収縮して血液を送り出します．その結果，とくに収縮期血圧が上昇しますが，拡張期血圧はそれほど上昇しません．このようにして収縮期血圧と拡張期血圧の差が広がることを脈圧の増大といいます．この急激な血圧の上昇に対して，身体を保護しようと迷走神経反射が起こります．そのため，副交感神経が優位になり，心拍数は減少（徐脈）し，加えて徐呼吸も起こります．このようなメカニズムで生じる収縮期血圧の上昇，脈圧の増大，徐脈の3つの反応をクッシング現象といいます．

表 4-3 脳ヘルニア

間脳期	中脳〜上部橋期	下部橋〜延髄期
・とくに間脳が障害される ・意識は JCS Ⅰ-1 からすぐに Ⅲ-100 へと悪化する ・チェーンストークス呼吸がみられる ・除皮質硬直がみられる ・瞳孔不同がみられる	・とくに中脳が障害される ・意識は JCS Ⅲ-200 となる ・中枢性過呼吸がみられる ・除脳硬直がみられる	・とくに延髄が障害される ・失調性呼吸がみられる ・全身が弛緩する

脳ヘルニア

　頭蓋内圧亢進症状が持続し，クッシング現象が出現すると，脳ヘルニアを起こす可能性があると考えます．脳ヘルニアとは，脳圧が上昇することで脳の組織そのものが移動した状態です．そして，移動した先で別の組織を圧迫するため，より重症化してしまいます．圧迫される脳部位ごとの特徴を**表 4-3** に示します．脳ヘルニアを起こさないように，その前の段階で治療する必要があります．

脳梗塞の検査と診断

意識障害の評価

　脳梗塞を発症すると，とくに脳塞栓症では発症直後から意識障害が現れます．意識障害の程度を表すものとして，日本では 2 つの評価方法を使っています．

ジャパン・コーマ・スケール（JCS）

　ジャパン・コーマ・スケール（JCS，**表 4-4**）は，そのわかりやすさから日本ではよく利用されています．国家試験でも頻出項目なので，この表はしっかり覚えましょう．

グラスゴー・コーマ・スケール（GCS）

　もう 1 つの評価方法であるグラスゴー・コーマ・スケール（GCS）を**表 4-5** に示します．GCS はおもに海外で使われている評価方法ですが，日本でも取り入れている医療施設が増えてきましたのでしっかりと覚えておきましょう．意識が正常な状態では満点の 15 点となり，最も重篤な状態では 3 点となります．

　JCS は評価方法がわかりやすいという利点がありますが，各状態の質について詳細にはわからないという欠点もあります．GCS はより詳細に意識障害の状態を調べることができる利点があるかわりに，複雑な評価をしなければならない欠点があります．

表 4-4 ジャパン・コーマ・スケール（JCS）

Ⅰ．刺激しないでも覚醒している状態
  (1) だいたい意識清明だが，いまひとつはっきりしない
  (2) 見当識障害がある
  (3) 自分の名前，生年月日が言えない

〈ポイント〉見当識障害とは，今いる場所など変化する物事がわからないものです．名前など変化しない物事がわからなくなるとより重症となります．

Ⅱ．刺激すると覚醒し，刺激をやめると眠り込む状態
  (10) ふつうの呼びかけで開眼する
  (20) 大きな声，または身体を揺さぶることにより開眼する
  (30) 痛み刺激を加え，呼びかけを繰り返すと，かろうじて開眼する

〈ポイント〉刺激を次第に強めていきます．最初は声かけですが，最終的には痛み刺激となります．

Ⅲ．刺激しても覚醒しない状態
  (100) 痛み刺激に対し，払いのけるような動作をする
  (200) 痛み刺激で少し手足を動かしたり，顔をしかめたりする
  (300) 痛み刺激に反応しない

〈ポイント〉痛み刺激に対する反応から判断します．腕が大きく動く，動かないは重要ですのでしっかり覚えておきましょう．

表 4-5 グラスゴー・コーマ・スケール（GCS）

観察項目	反応	スコア
開眼（E）	自発的に開眼する	4
	呼びかけにより開眼する	3
	痛み刺激により開眼する	2
	まったく開眼しない	1
	〈ポイント〉開眼の状態と刺激の種類ということで，ジャパン・コーマ・スケールの項目と類似点がありますので，しっかり覚えておきましょう．	
最良言語反応（V）	見当識あり	5
	混乱した会話	4
	混乱した言葉	3
	理解不明の音声	2
	まったくなし	1
	〈ポイント〉見当識の保たれた会話ができるのが5で，見当識障害があり，会話に混乱があるのが4で，会話ができないけれど，言葉を聞き取れるのが3で，理解できない声を発しているのが2というように評価基準を覚えておきましょう．	
最良運動反応（M）	命令に従う	6
	疼痛部を認識する	5
	痛みに対して逃避する	4
	異常屈曲	3
	伸展する	2
	まったくなし	1
	〈ポイント〉6の正常以外は痛みに対する反応でみています．痛み刺激に対して，振り払うと5，逃げると4の違いがあります．さらに肘が屈曲する除皮質硬直が3，肘が伸展する除脳硬直が2というように評価基準を覚えておきましょう．	

瞳孔径の評価

正常な瞳孔径は，左右同大（左右が等しい大きさ）で3〜4mmです．直径が5mm以上を散瞳，2mm以下を縮瞳といいます．縮瞳は対光反射などで起こりますが，何もない状態で散瞳や縮瞳が生じているのは異常な徴候です．瞳孔の大きさを調節する筋肉は不随意筋でできているため，自分の意志で動かすことはできません．このような筋肉の神経支配を自律神経支配といいます．

散瞳を起こす筋は瞳孔散大筋で，交感神経によって支配されています．そのため，交感神経が障害されると散瞳を引き起こす力が弱まることで異常な縮瞳が生じてしまいます．とくに橋出血では，その内部にある交感神経の経路が障害されやすいため縮瞳がみられます．逆に，縮瞳を起こす筋は瞳孔括約筋で，副交感神経によって支配されています．そのため，副交感神経が障害されると異常な散瞳が生じます．とくに瞳孔括約筋は，副交感神経の性質をもつ第Ⅲ脳神経の動眼神経の支配を受けているため，動眼神経障害によって散瞳がみられます．

また，左右の瞳孔径に0.5mm以上の差があるときを瞳孔不同といいます．左の動眼神経は左眼球に，右の動眼神経は右眼球にそれぞれ分布しているため，左右どちらかの動眼神経障害によって瞳孔不同がみられやすくなります．

画像診断

次に，脳梗塞の診断に最も力を発揮する画像診断についてお話しましょう．

CT

CT（computed tomography）とはコンピュータ断層撮影のことで，身体にX線を当てて通過させたときにX線を吸収する部分と，吸収しない部分の違いを画像として見るものです．空気や水（脳脊髄液を含む）はX線を吸収しないため黒く見えます．この領域を低吸収域といいます．骨や血液はX線を吸収するため白く見えます．この領域を高吸収域といいます．脳のCT画像を図4-5に示します．脳の大部分は中間の灰色に見えます．脳室つまり脳脊髄液が存在する部位は黒く，周囲の頭蓋骨は白く見える状態が正常です．

脳梗塞ではどのように見えるのでしょうか？　神経細胞が虚血により壊死します．死んだ細

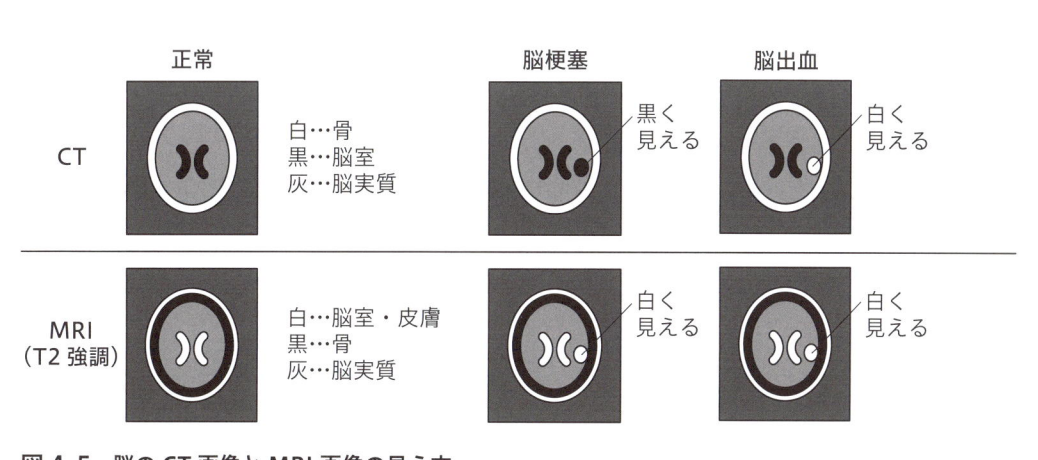

図4-5　脳のCT画像とMRI画像の見え方

胞はX線を吸収することができないため，黒く見えるようになります．しかし，CTで判断できるようになるまでには，発症から12〜24時間かかります．
MRI
　それに対して，MRIは発症後，数時間で異常を検出することができます．MRI（magnetic resonance imaging）とは核磁気共鳴画像のことで，体内の水素原子を運動させてその反応を見ています．CTと同じく，水が黒色，脳が白っぽい灰色に見えるのはT1強調画像です．覚えておきたいのは，この白黒を逆転させたT2強調画像です．これは，水を白色に，脳を黒っぽい灰色にした画像です．脳梗塞で神経細胞が壊死すると，そこに水がたまっていき，いわゆる脳浮腫が生じます．そのため，この水を検出することで梗塞病変部は白色に見えます．

脳梗塞の治療
急性期の治療
血流の再開
　脳梗塞を発症すると，虚血により神経細胞はどんどん死んでいきます．神経細胞の壊死が拡大するのを防ぐためには，脳に血液を送ることが最も重要になります．
　では，止まった血流を再開するには何をすればよいでしょうか？　脳の血管に血栓が詰まっている状況ですから，まずは血栓を溶かす必要があります．遺伝子組換え組織プラスミノゲンアクチベーター（rt-PA）を使用して血栓を溶解させますが，投与後に頭蓋内出血を引き起こすこともあるため注意が必要です．血流が途絶えると，脳の組織に虚血性壊死が起こるだけでなく，塞栓部よりも末梢の血管は酸素や栄養を受け取れずにもろくなります．血流が再開すると，この脆くなった血管に血流による圧が加わるため，血管が破れて出血しやすくなるリスクも生じます．

減圧開頭術
　脳梗塞による脳浮腫が進行すると，頭蓋内圧亢進状態をまねくことをお話ししました．減圧開頭術は，頭蓋骨の一部を切り取り，外しておくことで圧力を逃がして，頭蓋内圧亢進状態を軽減する目的で実施されます．

浸透圧利尿薬
　脳浮腫を軽減する目的で，浸透圧利尿薬（たとえば，マンニトール）が点滴静脈内注射によって与薬されます．血管内に存在する浸透圧利尿薬には，血管周囲の水を引き付けるはたらきがあります．そのため，脳の血管を循環するときに血管外にたまっている水を引き込むことで脳浮腫を軽減することができます．また，浸透圧利尿薬は，腎臓を循環するときに血管に引き込んだ水とともに濾過され，尿細管からほとんど再吸収されずに尿中に排泄されます．

慢性期の治療
　JCSによる意識レベルが軽快し，いわゆる峠を越したという状態になると，ここからは慢性期における治療をおこなっていきます．慢性期においては脳梗塞の再発予防とリハビリテーションが重要となります．

抗凝固薬

　心臓に血栓が形成されてしまう心原性脳梗塞の場合には，ワルファリンなどの抗凝固薬を内服することで血栓の形成を予防します．

リハビリテーション

　麻痺などの運動障害に対してリハビリテーションがおこなわれますが，とくに最初の半年は改善する可能性が高いため，しっかりとおこなうように援助することが重要です．

脳梗塞の看護

　それでは，脳梗塞を発症した患者さんに対する看護を考えてみましょう．自宅や職場でバタッと倒れた患者さんが救急車などで運ばれてきたとして，いきなり「脳梗塞です」とわかるわけではありません．国家試験のほとんどの問題には疾患名が書かれていますが，実際にはさまざまな検査によって確定診断がなされています．看護師は病院に運ばれてきた患者さんの情報を集めることから始めます．

急性期の看護

　発症直後は，意識・呼吸・運動に障害がみられ，生命の危機状態にあるため，状態の観察が重要です．とくに意識障害がある患者さんは，舌根沈下による呼吸異常が起こることもあるため，下顎を挙上し，服のボタンを外すなどして，呼吸を阻害する要因を取り除く必要があります．また，嘔吐や誤嚥がみられる場合には，顔を横に向けたり，麻痺側を上にした側臥位にすることが必要になります．

　まずは情報収集です．今回は脳梗塞とわかっていますが，実際の場面では何の疾患かわかりませんから，あらゆる疾患の可能性を考えて，できるだけ多くの情報を集めましょう（**表4-6**）．患者さんの状態はとくに重要ですが，患者さんの家族や同僚などから発症時の状況や既往歴などの情報もしっかりと集めて，アセスメントに生かしましょう．

　収集した情報から脳梗塞と診断された場合，患者さんにはどのような看護が必要でしょうか？　急性期はとくに身体状態が変化しやすいため，バイタルサインや意識状態などを経時的に観察し，異常な状態を早期に発見し，適切な処置が受けられるように医師に報告します．救命や再発予防のためにも絶対安静となりますが，自分で身体を動かすことができない状態であると，肺炎，褥瘡，廃用症候群などの合併症も起こりうるので，それらを予防することも重要となります．急性期に必要な看護を**表4-7**にまとめました．

慢性期の看護

　慢性期においても，一定の安静を必要とする場合がありますが，経過とともに社会復帰に向けたリハビリテーションを開始し，さらに再発予防にも努めていくことになります．まずは情報収集をします（**表4-8**）．慢性期は，病院ではなく自宅で生活しますので，患者さん自身の意欲なども今後の治療に大きく影響していきます．

　表**4-8**にあげた情報を収集し，患者さんにはリハビリテーションに励んでもらいながら，

日常生活動作の自立を援助する看護を考えていきましょう（**表 4-9**）．また，訪問看護や訪問介護などの社会資源の利用を提案することも考えましょう．

表 4-6 急性期の情報収集

項目	内容	ポイント
バイタルサイン	体温，血圧，脈，呼吸	体温の上昇，血圧の上昇，徐脈，徐呼吸がみられます．これらは頭蓋内圧亢進や脳ヘルニアを予見する手がかりになるので，経時的にその変化を観察します．
意識状態	JCS，GCS	意識レベルも患者さんの状態を把握する際に重要となります．つねに変化するものですから，経時的に観察しましょう．
神経異常	頭蓋内圧亢進症状，髄膜刺激症状，運動機能，視覚機能，自律神経機能	頭蓋内圧亢進症状は脳の疾患で多くみられるので，観察する必要があります．髄膜刺激症状はクモ膜下出血や髄膜炎でみられるものなので，それらの可能性を除外するためにもみておきましょう．また，麻痺や失語などの症状もみておきましょう．
けいれんの有無	けいれんの部位，種類，時間	脳に構造的な異常が生じることで，症候性てんかんを起こすことがあります．そのため，けいれん発作についても情報を集めましょう．
検査結果	CT，MRI，血液検査，動脈血ガス分析など	脳梗塞の診断にはMRIが有効であると先ほど話しましたが，病院に運ばれた段階ではその他の疾患の可能性もあるので，CTや血液検査などもおこないます．
基礎疾患	高血圧，糖尿病，その他の疾患	基礎疾患によって発症しやすい疾患があるので，患者さん本人が話をできないような状態であれば，付き添いの家族などからも情報収集しましょう．また，普段服用している薬やアレルギーに関する情報も重要です．

表 4-7 急性期の看護

項目	ポイント
状態の管理	原則24時間は絶対安静となります．状況に応じて医師から頭側挙上などの指示が出るので，20〜30度の角度をつくるセミファウラー位にし，褥瘡・肺炎予防のためにも体位変換は2時間ごとにおこなうようにしましょう．また，麻痺側を下にした側臥位にしてはいけません．バイタルサインについても確認し，頭蓋内圧亢進症状や脳ヘルニアを疑うような症状がみられたら，速やかに医師に報告しましょう．
輸液の管理	抗凝固薬や線維素溶解酵素薬（rt-PA）などで血栓を溶解し，再び血栓ができるのを防ぐよう治療がおこなわれています．また，脳浮腫を改善するため，浸透圧利尿薬なども与薬されています．これらが指示どおり与薬されているか，与薬後のバイタルサインの変化はどうかなど観察する必要があります．
体液の管理	水分出納に注意しましょう．発熱や嘔吐による脱水が起こることもありますし，利尿薬を使用していることから，排尿量が多くなります．脳浮腫軽減のためにおこなわれた治療でも，逆に水分が減りすぎると循環血液量の低下から頻脈になることもあるので注意しましょう．
環境整備	安静にする必要があるので，安全で静かな環境づくりをおこないましょう．状態によってはけいれんを起こすこともあるので，ベッドの周辺環境にも注意を払い，ケガをすることがないような環境づくりを心がけましょう．

（つづく）

(つづき)

運動		血圧の変動を防ぐため，安静が必要ですが，過度の安静は褥瘡などを起こすことにつながります．そのため，医師の許可により体位変換をおこない，皮膚の観察などもおこないます．また，尖足予防にも努めましょう．リハビリテーションについても医師の判断によりますが，できるだけ早期から始めるようにしましょう．最初はベッド上からおこないますが，患者さんや家族は急に始まるリハビリテーションで戸惑い，ストレスが増強します．リハビリテーションの重要性を理解してもらえるように努めることも重要となります．
食事		発症直後の食事は禁止ですが，安静が解除されたあとは可能になります．麻痺があるときは健側を下にして嚥下をしてもらい，それでもむせるようならば，とろみ食に変更するなどの食事形態の工夫が必要となります．食事の介助をする際には，健側から介助をおこない，口の中に食べ物が残っていないことを確認してから次の1口を入れるようにしましょう．
清潔		感染予防のためにも，患者さんの身体は清潔にしておきましょう．ただし，急性期は患者さんの身体を大きくは動かせないので，清拭が中心になることが多いです．また，口腔内も清潔を保ち，誤嚥性肺炎を起こさないように注意しましょう．
排泄		膀胱留置カテーテルを使うことがありますが，尿路感染の原因にもなるので，できるだけ早期に抜去するようにしましょう．抜去した後に残尿があれば，間欠的導尿（時間を決めて導尿をおこなうもの）をおこないます．また，安静にしていると便秘になりやすいです．便秘や努責は血圧を上げる要因になるので，定期的に排便の援助が必要になります．浣腸は血圧の変動を引き起こすので，あまり使われません．その他の処置や薬物の与薬について，医師の指示によりおこないましょう．
精神的援助		脳卒中集中治療室では医療機器に囲まれていること，その後個室に移る必要があることなど，環境の変化が激しいため，不安が増強します．また，麻痺や言語障害があると，ストレスも増強します．急性期には意識状態が悪く，反応がない場合もありますが，きちんと声かけをおこない，患者さんや家族に対しても精神的な援助をおこなっていきましょう．

表 4-8 慢性期の情報収集

項目	内容	ポイント
危険因子	血圧，基礎疾患，喫煙状況	再発予防のために，血圧は 140/90mmHg 未満を目標とし，高血圧，糖尿病，喫煙の有無などの危険因子についても把握しておくことが重要です．
後遺症の有無	意識，運動，嚥下，言語，排尿の障害	日常生活に影響を与えるような異常状態についても把握しておきましょう．
精神状態	抑うつ，認知症，疾患の受容，リハビリテーションへの意欲	脳梗塞では後遺症が残ることもあるので，生活習慣がガラッと変化することがあります．そのため，患者さん自身が病気を受け入れることができず，抑うつ状態になることや，リハビリテーションへの意欲がわかないなどの精神状態になることもあります．
家族	家族の病識，家族の疾患の受け入れ，家族の協力	患者さんはもちろんですが，一緒に生活する家族にも影響があります．場合によっては介護が必要になることもあるので，家族が疾患をしっかり理解しているのか，生活援助への協力が望めるのかについても把握しましょう．

表 4-9 慢性期の看護

項目	ポイント
運動	とくに上肢に麻痺があると，肩関節が脱臼しやすいです．そのため，脱臼予防に三角巾などで上肢を固定しましょう．歩行困難が出現することがあるので，補助具を使用するなど（健側に杖を持つなど）して，できるだけ自立歩行ができるように援助しましょう．また，疲労しやすいため，転倒などにも注意が必要です．
食事	食器を持てないことがあるので，作業療法士と連携しながら，患者さんに適した補助具を使用して，可能なかぎり自立できるようにしましょう．必要に応じてとろみ食にするなど，誤嚥防止についても考えておきましょう．
清潔	身体が動かせないと，褥瘡や感染症を起こしやすくなります．皮膚をできるだけ清潔に保てるように，患者さんの状態にあわせて，入浴・シャワー浴・清拭を実施しましょう．
排泄	膀胱留置カテーテルや間欠的導尿をおこないますが，残尿が50mL以下（目安）になったら導尿を解除し，自身で排尿してもらうようにします．便秘に対しては，繊維質の多い食事や水分の摂取を促していきましょう．それでも改善しないときは，坐薬や緩下剤を用いることがあります．
コミュニケーション	患者さんの障害にあわせたコミュニケーション法を考えましょう．たとえば，舌や口をうまく動かせない構語障害では，患者さんの訴えを最後まで聞く，話しやすい雰囲気をつくるなどの工夫が必要です．運動性失語では，「はい」「いいえ」で答えられる質問をしたり，絵や文字を指さししてもらったりすることで，患者さんの訴えを見いだすことが有効です．感覚性失語では，文章ではなく単語で話しかけたり，絵や写真，身振り手振りなどを用いて視覚的に伝えたりする方法が有効です．
精神的援助	リハビリテーションへの意欲が低下することがあります．そのようなときは，前向きになれるような声かけをおこない，励ましていきましょう．また，この時期には抑うつ状態になることもあります．そのようなときには無理にリハビリテーションを進めてはいけません．患者さんの気持ちを受容することに努めましょう．
家族への指導	退院後は，患者さんを援助する役割を家族がおもに担います．日常生活動作に必要な援助や服薬管理などに家族の協力が得られるようにしていきましょう．また，家族にとっては負担が増えますし，不安でいっぱいですから，家族への精神的援助もおこなっていきましょう．

[脳梗塞の国家試験問題にチャレンジ！]

最初のページに出題した国家試験問題にチャレンジしてみましょう．
 ―――解けましたか？　それでは，解説を始めます．

まずは問題文から，その時点でのAさんの状況を読み解いてみましょう．
[問題文より]
　「午後2時，会議の最中」という日中の活動時に発症していることから，脳塞栓症による脳

梗塞が最も考えられます．「既往歴に特記すべきことはない」とありますが，65 歳という年齢から考えると脳血栓症も十分に考えられますから，普段の血圧などについても情報も集めましょう．のちに「心原性の脳梗塞」と診断されます．

「急に発語しづらくなり，右上下肢に力が入らなくなった… MRI の所見では左側頭葉に虚血性の病変が…」とあります．病変部は側頭葉ですが，症状はブローカ失語と右片麻痺ですので前頭葉の障害でみられるものです．側頭葉の障害に加えて，その深部にも梗塞病変が広がり，脳内部の運動経路にも影響が出ているためと考えられます．

意識レベルを GCS で評価してみましょう．JCS Ⅰ-3 ということは自分で開眼できますから E4 と評価できます．次に，自分の名前が言えないことから，会話ができない状態の V3，もしくは何かうなっているだけという状態の V2 と考えられます．A さんは右上下肢に麻痺がみられるだけで，患者自身の意思で麻痺のない左上下肢を動かせる状態であると考えられますから，M6 と評価できます．よって，「E4V3M6 で 13 点」と評価します．

また，「瞳孔径は両側 2.0mm」ですから，異常な縮瞳が生じています．自律神経の中枢は視床下部にあり，交感神経はそこから胸髄まで中枢神経系を下りていきます．脳内部に広がった梗塞病変がその経路を障害し，瞳孔散大の力が弱まり縮瞳が生じていると考えられます．

次にバイタルサインをみてみましょう．気になる所見は「不整」と「血圧」です．脳の血流を維持するために心臓の機能に変化が起こり不整脈になっていると考えられます．176/100 mmHg は高血圧の状態です．虚血に陥った脳へ強い力で血液を送ろうと心臓ががんばっていることで血圧が上がっていると考えられます．

[例題 4-2 より]

治療後 5 日で，意識レベルが JCS Ⅰ-3 から Ⅱ-30 に悪化しています．頭部 CT で認められる出血性梗塞と脳浮腫が悪化の原因と考えられます．[例題 4-1] のときに血栓溶解薬を使用したことで，脳の血流は回復したけれど，脆くなった血管から出血が起こってしまったのでしょう．また，梗塞部に生じていた脳浮腫が，時間の経過とともに拡大していることも考えられます．頭蓋内圧亢進症状，さらにはクッシング現象が出現しないように注意が必要です．

[例題 4-3 より]

脳圧を下げるために減圧開頭術がおこなわれました．また，気管内チューブが抜管されたということは，人工呼吸器による管理が不要になったということを示しています．意識レベルも JCS Ⅱ-30 から Ⅱ-10 へと軽快しています．つまり，いわゆる峠は越したという状態です．

[例題 4-1]
　正答は選択肢 1．です．

1. 血流の再開　→○

神経細胞の壊死が拡大するのを防ぐため，遺伝子組換え組織プラスミノゲンアクチベーター (rt-PA) を使用します．これにより血栓を溶解することができます．

2. 脳浮腫の予防　→×

超急性期に脳浮腫が生じてはいますが，まだ小さく身体に大きな影響を与えるほどではあり

ません．また，血圧が上昇していますが，心拍数は正常ですから，クッシング現象は現段階では生じていないと考えられます．そのため，今後は脳浮腫の予防も重要となりますが，現段階では血流の再開のほうが優先されます．

3. 出血性素因の除去　→×

現段階で出血を起こす要因としては高血圧がありますが，血流の再開を優先し，一般的には収縮期血圧が220mmHgを超えるまでは降圧治療はしません．逆に，血圧が下がりすぎると梗塞病変が拡大しますから，血圧の値には注意しましょう．しかし，この後の経過には注意が必要です．血栓溶解薬を使用することで，血圧が高い状態だと出血しやすくなります．また，慢性期の治療では血栓の再形成を防ぐために抗凝固薬を用いるため，高血圧の治療は重要となります．

4. 脳血管攣縮の治療　→×

脳血管攣縮は，脳梗塞ではなくクモ膜下出血でみられる病態です．出血後4日〜14日頃にかけて発症しやすく，脳の動脈が痙攣様に収縮するために脳血流が不足して脳梗塞を起こすことがあります．また，脳血管攣縮に対しては現在有効な治療法がありません．

[例題4-2]

正答は選択肢2．と4．です．

1. 電気毛布で保温する．　→×

体温が上がると末梢血管が拡張します．とくに皮膚などの血管が拡張するため，皮膚への酸素供給が増加します．Aさんは呼吸抑制から呼吸管理をおこなっていると考えられますから，まずは脳への酸素供給を優先しなければなりません．

2. 瞳孔不同の有無を観察する．　→○

来院時，Aさんの瞳孔径は両側2.0mmで異常な縮瞳がみられていました．これは脳の内部にも梗塞が起こっていることを表しています．また，CTで出血性梗塞や脳浮腫など脳組織の悪化も認められているため，瞳孔の様子を観察する必要があります．

3. 水分出納の正のバランスに管理する．　→×

水分出納が正のバランスとは身体に水が増えている状態です．Aさんは脳浮腫が起こっている状態で，その水を捨てるためにマンニトール（浸透圧利尿薬）を用いていますから，正のバランスに管理するのではなく負のバランスに管理しなければなりません．

4. Cushing〈クッシング〉現象に注意する．　→○

Aさんは出血性脳梗塞と脳浮腫が悪化していて，頭蓋内圧亢進状態が悪化する可能性があるため，症状をしっかり観察する必要があります．クッシング現象とは，収縮期血圧上昇，脈圧増大，徐脈です．これらの症状が出現すると，脳ヘルニアを起こす可能性があります．

5. ベッドを水平位にして安静を維持する　→×

Aさんには脳浮腫が生じています．そのため，できるだけ体内の水分を頭蓋骨内部から別の場所に動かして，脳圧を低下させたいので，安静にすることは重要ですが，水平位にすると全身均等に重力がかかります．そのため，この体位変換では脳圧を減少させることができません．

一方，頭を高くする（頭部挙上）と，重力により体内の水分（血液を含めて）が頭蓋内から下肢のほうへ移動します．それによって脳圧を下げることができるため，水平位ではなくセミファウラー位（頭部挙上）が適切な体位となります．

[例題4-3]
正答は選択肢4．です．
1．筆談を促す． →×
　Aさんは右利きで，身体の右側に麻痺がある状態です．ただでさえ書くことが困難な状態なのに，意識レベルⅡ-10（ふつうの呼びかけで開眼する）のAさんに筆談は非常に難しいと思われます．また，運動性失語では，言葉を聞く，文字を読むなどの機能は正常ですが，発語，復唱，音読，書字などに障害があります．つまり，文字として表現することも難しくなります．
2．文字盤を用いる． →×
　運動性失語のある患者さんが50音の文字盤から言葉を表出することは困難です．「はい」や「いいえ」などの簡単な言葉を選択させるようなことはできますが，それがAさんに適切なのかというと，意識レベルがⅡ-10ですからやはり困難だと考えられます．
3．大きな声で話す． →×
　Aさんの意識レベルではふつうの声かけで開眼できます．そのため，覚醒させる目的で大きな声で話す必要はありません．また，これはふつうの声の大きさという刺激に対して反応できるという状態を意味していますので，会話においても大きな声で話す必要はありません．
4．イラストを用いる． →○
　トイレの絵などを用いることで，患者さんが伝えたいことを簡単に理解できるコミュニケーション方法です．運動性失語はもちろん，言葉をまったく理解できない感覚性失語の患者さんともコミュニケーションをとることができます．Aさんには意識レベルの低下と運動性失語がみられますから，この方法が最も意思疎通を図りやすいコミュニケーション方法であると考えられます．

おわりに
　いかがでしたか？　脳のことをもっと知りたくなりましたか？　実は勉強すればするほど，まだまだ脳の機能ははっきりしていないという話に突きあたってしまいます．しかし，わからないことが多い分野だからこそ，みなさんの経験や体験が新たな発見につながることがあります．実際に詳細なメカニズムはわかってはいませんが，なぜか有効な看護・医療があったりするのが脳の世界なのです．そういった領域では，みなさんの先輩にあたる看護師が経験したことから，今日の看護が展開されています．だからこそ，今わかっていることは精一杯学んでおきましょう．
　それでは，脳梗塞の類題にチャレンジしてみましょう．

実戦力養成 脳梗塞の類題にチャレンジ！

[問題 4-1] 左片麻痺のある脳梗塞患者で閉塞が疑われる動脈はどれか．【第 93 回】
1. ア
2. イ
3. ウ
4. エ

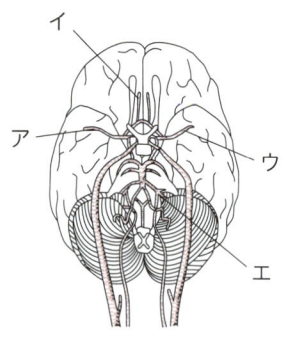

[問題 4-2] 前頭葉の障害に伴う症状で正しいのはどれか．2つ選べ．【第 104 回】
1. 人格の変化
2. 感覚性失語
3. 自発性の欠乏
4. 平衡機能障害
5. 左右識別障害

[問題 4-3] 頭頂葉の障害で出現しやすい症状はどれか．【第 95 回】
1. 言葉を流暢に話せなくなる．
2. 話せるが錯語が多くなる．
3. 安定して立っていられない．
4. 手にした物品が閉眼では識別できない．

[問題 4-4] 着衣失行のある患者に当てはまるのはどれか．【第 93 回】
1. 服が認識できない．
2. 手本があれば模倣できる．
3. 服を後ろ前に着る．
4. 動作は順序よくできる．

[問題 4-5] 呼びかけに反応しない意識障害の患者に，痛み刺激を加えたところ，かろうじて開眼した．ジャパン・コーマ・スケール〈JCS〉による評価はどれか．【第 100 回】
1. Ⅱ-20
2. Ⅱ-30
3. Ⅲ-100
4. Ⅲ-200

[問題4-6] ジャパン・コーマ・スケールでⅡ─30の右下半身麻痺がある患者に，口腔から痰を吸引した場合の反応で最も可能性が高いのはどれか．【第92回】
 1．反応はない．
 2．左上肢で払いのけようとする．
 3．自分から口を開ける．
 4．「痛い」と言う．

[問題4-7] 頭蓋内圧亢進の代償期にある患者にみられるバイタルサインの特徴はどれか．【第101回】
 1．呼吸数の増加
 2．体温の低下
 3．脈圧の増大
 4．頻　脈

[問題4-8] 頭蓋内圧亢進を助長するのはどれか．【第103回】
 1．便　秘
 2．酸素療法
 3．浸透圧利尿薬
 4．Fowler〈ファウラー〉位

[問題4-9] Broca〈ブローカ〉失語のある患者とのコミュニケーション方法で適切なのはどれか．【第101回】
 1．五十音表を使う．
 2．患者の言い間違いは言い直すよう促す．
 3．言葉で話しかけるよりもイラストを見せる．
 4．「はい」，「いいえ」で答えられる質問をする．

解答と解説

[問題4-1]
　正答は選択肢1．です．それぞれの血管は，ア：右中大脳動脈，イ：右前大脳動脈，ウ：左中大脳動脈，エ：脳底動脈です．本問題では左片麻痺のある脳梗塞患者ですから，右脳の運動野が障害されています．とくに大脳の表面に分布する血管は中大脳動脈であるため，右中大脳動脈（1．ア）の閉塞が最も考えられます．

[問題4-2]
　正答は選択肢1．と選択肢3．です．前頭葉には一次運動野（体性運動野），運動性言語野（ブローカ野），前頭連合野などがありましたね．一次運動野が障害されると片麻痺が出現し，運動性言語野が障害されると発語困難が出現し，前頭連合野が障害されると人格の変化や自発性の欠乏がみられます．

75

[問題 4-3]
　　正答は選択肢 4．です．頭頂葉には一次感覚野（体性感覚野），頭頂連合野などがあります．一次感覚野が障害されると感覚麻痺が出現し，頭頂連合野が障害されると感覚を統合し判断することができなくなります．そのため，視覚，聴覚，触覚などの感覚をまとめることができなくなります．

[問題 4-4]
　　正答は選択肢 3．です．着衣失行はおもに頭頂連合野が障害されたときにみられます．身体には麻痺はなく，服であることは認識できますが，その服をどのように着ればよいのかわからなくなっている状態です．うまく行動できないことを失行といいます．着衣失行では服の前後を間違えたり，袖に脚を入れたりする行為がみられます．

[問題 4-5]
　　正答は選択肢 2．です．呼びかけには反応しなくても，痛み刺激によって開眼する状態です．これはⅡ-30 に相当します．

[問題 4-6]
　　正答は選択肢 2．です．ジャパン・コーマ・スケールでⅡ-30 とは，つねるなどの痛み刺激によってかろうじて閉眼から開眼になる状態です．本問題では右下半身麻痺の患者に口腔から痰を吸引したときの痛みや不快感への反応に関する問題です．かろうじて開眼する状態ですから，随意的に口を開けることや，痛いと発するのは困難と考えられます．払いのける動作というとⅢ-100 と思うかもしれませんが，反射的に払いのけようとする動作は本問題の患者さんにもみられます．

[問題 4-7]
　　正答は選択肢 3．です．頭蓋内圧亢進は，頭蓋骨の内部組織などが増大することで脳圧が上がった病態です．それにより脳にはさまざまな異常が出現します．その 1 つに脳の血管が脳圧で圧迫されることによる脳血流の減少があります．その血流減少を改善しようと心臓のはたらきが亢進するのがクッシング現象で，収縮期血圧上昇，徐脈，脈圧の増大（開大）がみられます．その他，頭蓋内圧亢進症による症状として，呼吸数の減少（徐呼吸），体温の上昇，頭痛，意識障害，嘔吐などもみられます．

[問題 4-8]
　　正答は選択肢 1．です．
1．便　秘　→○
　　脳の内部組織には，脳を循環する血液や脳にある水も含まれています．便秘のときには呼吸を止めて腹圧を上げることで排便を促進しようとするのですが，いわゆる踏ん張るという行為によって心臓の負担が増して，強く収縮するため血圧が上がります．この血圧上昇は頭蓋内圧亢進を助長してしまいます．
　　選択肢 1．以外の選択肢は頭蓋内圧を低下させるものです．
2．酸素療法　→×
　　酸素療法によって血中酸素が十分になると，脳も酸素が十分な状態となって心臓が頑張って脳に血液を送る作業が軽減されます．

3. 浸透圧利尿薬　→×
　浸透圧利尿薬には，血管中に存在することで脳の内部にたまった水を引き込むはたらきがあるため，脳浮腫を軽減させます．

4. Fowler〈ファウラー〉位　→×
　Fowler〈ファウラー〉位は頭部を挙上する体位の1つで，重力によって脳の静脈血は心臓に戻りやすくなり，結果的に脳の血液量を減らすことにつながります．

[問題 4-9]
　正答は選択肢 4．です．Broca〈ブローカ〉失語は前頭葉の運動性言語野の障害によって生じます．言葉を理解することはできますが，言葉を表現することが難しい状態となります．五十音表は「あいうえお」の文字が書いてあるもので，文字をつなげて言葉をつくるのが困難な場合には不適切です．「はい」「いいえ」などの簡単な言葉であれば発語がみられることがあるため，まずは患者さんの言語障害の程度を把握するためにも積極的に話しかけてコミュニケーションを図ります．

　さて，ここまで読んだみなさんは「あれっ？」と思いませんでしたか．冒頭の例題 4-3 では，ブローカ失語の患者さんにイラストを用いていました．それは意識障害という言語理解が難しい状態もみられたためです．本問題では，意識障害については書かれていません．さらに，選択肢 3．に「言葉で話しかけるよりも」とあり，看護師から積極的な声かけをしない点で誤りとなります．

Chapter 5　大腿骨頸部骨折

例題　　　　　　　　　　　　　　　　　　　　第99回看護師国家試験問題

次の文を読み［例題5-1］［例題5-2］［例題5-3］に答えよ．

80歳の女性．自宅で長男との2人暮らし．明け方にトイレに行こうとして廊下でつまずき転倒し，左大腿骨頸部骨折と診断され内固定術を受けた．術後は順調に経過し，杖を使った歩行が安全にできるようになり1週間後の自宅退院が決定した．下肢の筋力および認知機能の低下はない．

［例題5-1］再転倒予防のために確認すべき自宅の情報で優先度が高いのはどれか．
1. 延べ床面積
2. 調理台の高さ
3. 廊下の床の状態
4. 玄関の間口の広さ

［例題5-2］杖歩行は順調に上達しているが，転倒したことを「息子に迷惑をかけた．転んだことを思い出すとおそろしくて胸がドキドキするし，また転ぶんじゃないかと思うと不安だ」と話す．本人への言葉かけで適切なのはどれか．
1. 「絶対に転倒してはいけませんよ」
2. 「転びにくいような歩き方ができていますよ」
3. 「骨折は治ったのだからもう安心して大丈夫ですよ」
4. 「もうお年ですからなんでも息子さんに手伝って貰いましょう」

［例題5-3］同居している息子は「もう一度転倒してしまったら大変なので，母が動くのは心配だ」と話す．息子への対応で適切なのはどれか．
1. 必要なものをすべて母親の周りに置く．
2. 介護に慣れている息子がいつも歩行に付き添う．
3. 安全に歩行できていることを息子に見てもらう．
4. 夜間はおむつを使用して転倒誘発の機会を低減する．

（解答・解説はp91）

大腿骨頸部骨折と国試問題

　大腿骨頸部骨折は，年間10数万人が受傷している疾患です．50歳以下での発生は少なく，60歳以上から徐々に増加し，高齢者に多いという特徴があります．現在の日本は超高齢社会ですから，大腿骨頸部骨折の患者数は年々増加すると予測されています．

　大腿骨頸部骨折の問題は，2015（平成27）年度までの16年間で一般問題5問（うち人工股関節置換術に関する問題4問），状況設定問題2事例（6問）が出題されています．運動器系の出題数としては決して多くありません．ですが，今後受傷者が増加することで，出題頻度が増す可能性があります．国家試験だけでなく，実習でも大腿骨頸部骨折の患者さんと出会う頻度が多くなるでしょう．そのときに慌てなくて済むように，解剖から疾患，治療，看護とつなげながら，しっかりと勉強しておくことが大切です．

大腿骨頸部骨折の問題を解くための基礎知識

骨の構造

　まずは骨について復習しましょう．

　簡単に骨といっても構造を知ることが大切です．人間は約200個の"骨"によって骨格を形成しています（**図5-1**）．支柱となる骨がないと姿勢を保つことができません．また，それぞれの骨がバラバラでは身体を動かすことができません．ですから骨は関節によってつながれています．

　骨の形はさまざまで，今回お話しする大腿骨は"長骨"といわれる大きな骨です．長骨はおもに緻密質でできています．緻密質とは，骨の表面にある密度の高い骨質で，骨の強度を保ち形状を維持するはたらきがありますので，長骨は身体を支えるために頑丈にできているといえますね．また，骨の内側は海綿質というスポンジ状の構造をしていて，たくさんの空洞が骨に柔軟性を与えています．

骨の機能

　骨の構造とともに，骨の特徴として知っておくべきことがあります．それは，骨が①カルシウムの貯蔵場所，②造血の場所であるということです．

カルシウムの貯蔵

　体内にあるカルシウムの99％は骨に貯蔵されています．血液中のカルシウム濃度は，甲状腺から分泌されるカルシトニンによる造骨（骨形成）と，副甲状腺から分泌されるパラソルモ

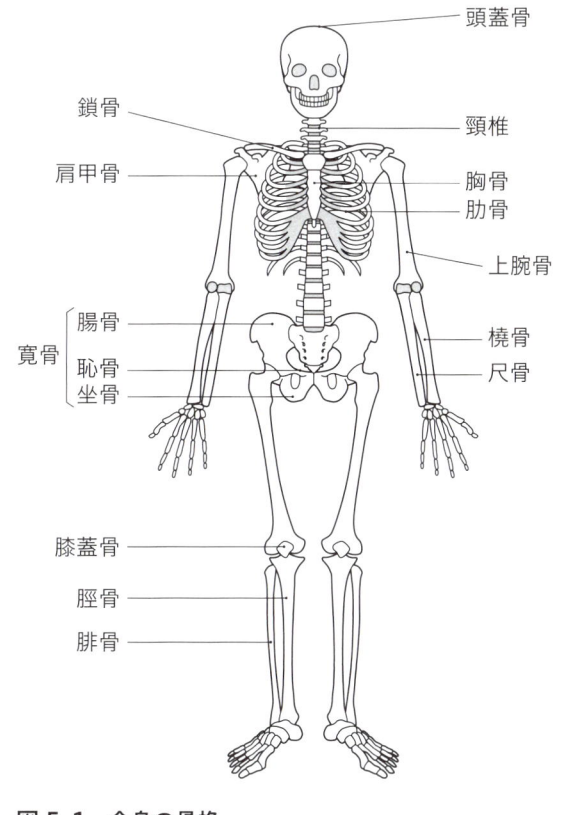

図 5-1　全身の骨格

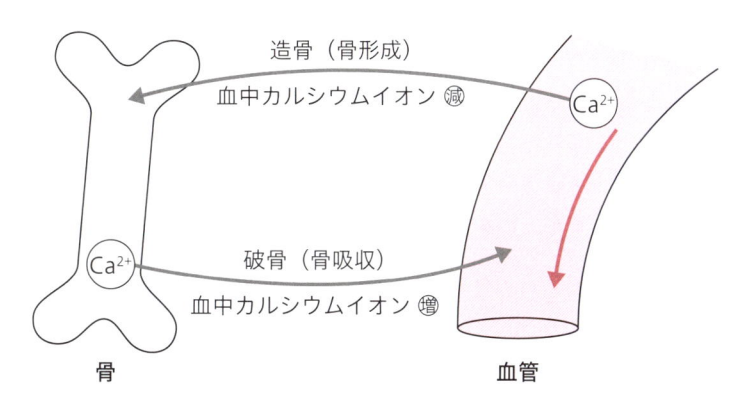

図 5-2　破骨（骨吸収）と造骨（骨形成）

ンによる破骨（骨吸収）によって，10mg/dL に保たれるよう調節されています（図 5-2）．

造血

骨の中心にある骨髄には造血幹細胞があり，新しい血球をつくり続けています（図 5-3）．

①骨端
②骨幹

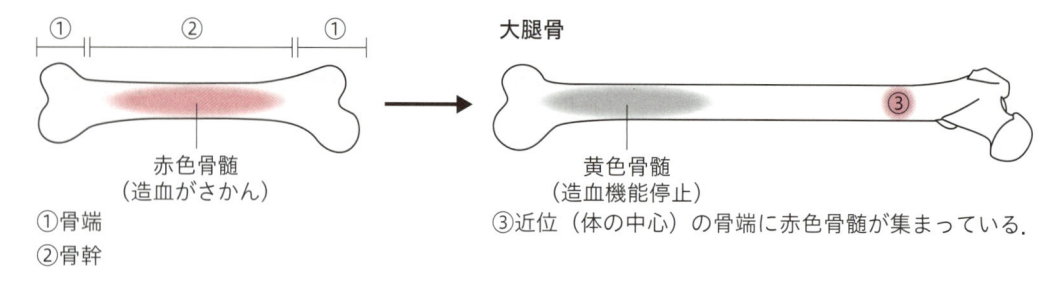

図 5-3　大腿骨と赤色骨髄

赤色骨髄（造血がさかん）
黄色骨髄（造血機能停止）
③近位（体の中心）の骨端に赤色骨髄が集まっている．

ちなみに，骨髄での造血機能は加齢によって低下し，成人になると下半身の骨髄は脂肪に変化していきます．これを脂肪髄または黄色骨髄といいます．骨髄は血球をつくり出す場所であることから造血器とよばれることもあります．

大腿骨頸部骨折の理解と看護

それでは，今回のメインテーマ「大腿骨頸部骨折」のお話を進めましょう．
　大腿骨頸部骨折は運動器の疾患としてよく耳にしますが，みなさんはどのようなことを思い浮かべますか？　きっと「高齢者に多い」「転んだことで起こる」「歩けなくなる」などのイメージがあるのではないでしょうか？　そのとおりです．大腿骨頸部骨折は高齢の患者さんに多い骨折です．その理由の1つに，加齢に伴って骨の中がスカスカでもろくなる骨粗鬆症があります．骨粗鬆症になると，ちょっとした衝撃で骨折してしまいます．
　※　骨粗鬆症：骨梁がまばらとなり，骨量（骨密度）全体が減少して骨の強度が低下した状態です．骨梁とは，海綿質の骨組織が細かくほぐれた部分のことをいいます．この部分はもろそうにみえますが，力を分散して支えるため，本来はとても丈夫な構造になっています．

大腿骨頸部骨折の原因と誘因

　大腿骨頸部骨折は60歳以上の高齢者に多く，男女比は1：3～4と女性に多いことが特徴です．高齢者はすり足歩行となるため，低い段差であってもつまずきやすく，またバランスを保持する能力が低下することから，転倒しやすいと考えられています．また，なぜ女性に多いかというと，女性ホルモン（卵胞ホルモン）であるエストロゲンには，骨を溶かす破骨細胞のはたらきを抑える役割や，骨にカルシウムをしっかり吸着させる役割があるのですが，閉経後は，エストロゲンの分泌が減少してしまうので，骨が溶けやすくなるのです．そのために骨密度が急激に減少し，骨粗鬆症による骨折が増加します．地域性をみると，西日本で罹患率が高

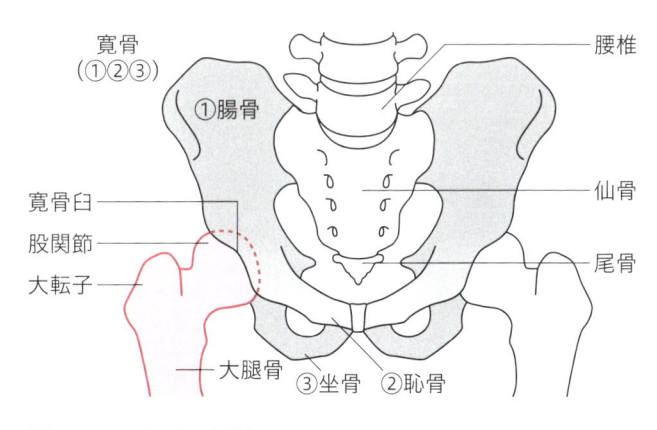

図 5-4　大腿骨の解剖

いことも特徴です．理由の1つは納豆の消費量の差かもしれません．納豆には，骨にカルシウムを吸着させるはたらきをするビタミンKが豊富に含まれています．健康な成人の食生活でビタミンKが不足することは考えにくいのですが，高齢者は不足しがちです．納豆の消費量が少ない西日本の人たちに比べて，東日本の人たちは納豆の摂取によってビタミンKを補っていると推測されるのです．また，独居の高齢者が都市部で増加していることも理由のようです．今後も大腿骨頸部骨折の患者さんは増加すると予測されています．

　大腿骨頸部とは，いわゆる足の付け根にある大腿骨の端の部分のことです（**図 5-4**）．この部分は，動く範囲が大きいことから，転倒の際に大きな負荷がかかりやすく，骨折しやすい部位です．高齢になると加齢に伴い骨密度が低下（骨粗鬆症）し，また運動量も低下して骨がもろくなります．さらに，バランス感覚も低下して転びやすくなるなど，さまざまな要因が重なることで大腿骨頸部骨折が起こりやすくなります．

大腿骨頸部骨折の種類

　大腿骨頸部骨折は，骨折部位によって頸部骨折（内側骨折）と転子部骨折（外側骨折）の2種類に分類されます．骨折部位を**図 5-5**に示しますので，その特徴を確認していきましょう．胴体と足は股関節によってつながっています．股関節は，骨盤の寛骨臼と大腿骨骨頭部が頑丈な靱帯で固定されていて，肩関節と同じ球関節（前後左右に動く）に分類されます．

頸部骨折（内側骨折）

　頸部骨折（内側骨折）は，治療しても骨癒合しにくいという特徴があります．骨癒合しにくい理由として，次のようなことが考えられています．
① 骨折部が関節包内にあるため，外骨膜がなく骨膜性仮骨が形成されない．
② 関節液が骨癒合を阻害する．
③ 骨折により大腿骨頭への血流を阻害する（骨頭壊死）．
④ 骨折線傾斜角度が鉛直（垂直）方向に起こることで骨癒合が難しく，偽関節が生じやす

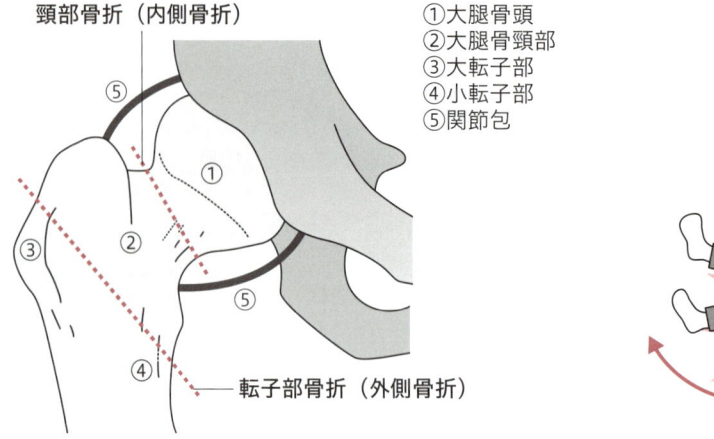

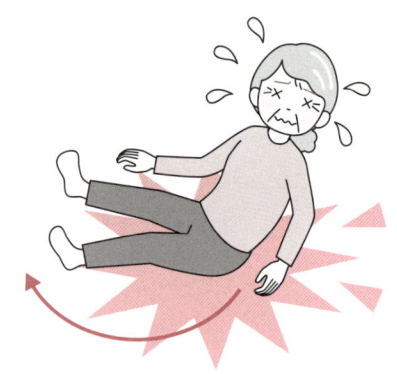

図 5-5　大腿骨頸部骨折の部位（内側骨折と外側骨折）

い．
⑤　骨密度が低下し，骨の再生能力が低下している高齢者に多発する．

転子部骨折（外側骨折）

転子部骨折（外側骨折）は，内側骨折と比べると血行のよい骨幹端部の骨折であり，外骨膜があることからしっかり骨癒合されます．

大腿骨頸部骨折の症状

大腿骨頸部を骨折したことにより，さまざまな症状が出現します．
①　骨折後，すぐに起立・歩行困難となる．
②　股関節痛（患側）が生じる．
③　労作時は疼痛が増強する．
④　患側の下肢が短縮する．
⑤　内側骨折では，軽度の屈曲・外旋位が生じる．
⑥　外側骨折では，出血により大転子部から殿部まで腫脹する．
内科的な疾患に比べると，受傷後すぐに症状が現れることがわかります．痛みを伴って動けなくなる…　患者さんは骨折の瞬間からこんなつらい状態になってしまいます．

大腿骨頸部骨折の検査と診断

次は検査についてお話しします．骨折の部位・状態をくわしく知るために，さまざまな撮影がおこなわれます．まずは，両股関節の正面と側面のX線撮影です．しかし，X線像は平面的にしか撮影できないため，よりくわしく調べる方法としてCTやMRIといった断層撮影が

おこなわれます．

　検査が終了し，大腿骨頸部骨折（内側 or 外側）の診断が確定すると，次に治療方法を決定します．治療方法を決定するときには，骨折の部位・程度，年齢，患者さんの全身状態，退院後の生活環境などを考慮します．

大腿骨頸部骨折の治療

　治療の種類には，保存療法・手術療法・牽引療法があります．

保存療法

　薬物による治療とともに，日常生活において股関節への荷重を軽減し，中殿筋や大殿筋などの股関節周囲の筋力を強化します．

手術療法

観血的整復固定術（骨接合術）と人工骨頭置換術の 2 種類の治療法があります．

観血的整復固定術（骨接合術）

　骨を金属などの器具で固定し，折れた部分をくっつける手術です．代表的な 3 種類をあげます（**図 5-6**）．

① **CCS 固定**（cannulated cancellous screw）：2〜3 本のスクリューを挿入して大腿骨頭と骨幹部を固定する方法
② **CHS 固定**（compression hip screw）：骨頭に挿入する太いスクリューと結合したプレートを，骨幹部の外側からスクリューで固定する方法
③ **ガンマ型髄内釘**：骨幹部内部の空洞（髄腔）に髄内釘を挿入し，ガンマ型に突出するラグスクリューで骨頭を固定する方法

人工骨頭置換術

　骨折した頸部から骨頭までを切除し，その部分を人工の物（金属，セラミックなど）に置き換える手術です（**図 5-7**）．

牽引療法

　直達牽引（骨牽引法）と介達牽引（皮膚牽引法）の 2 種類の牽引方法があります．牽引療法は，手術までの入院期間にもおこなわれます．

直達牽引（骨牽引法）

　大腿骨顆状部に直接鋼線を通し，5〜10kg くらいまでの重りで牽引します．上体はセミファウラー位（30〜40 度）とし，牽引期間は 8〜10 週で，その後徐々に機能訓練に移行していきます．

介達牽引（皮膚牽引法）

　術前の整復と安静，術後の安静に用いられます．皮膚を介して牽引するため，重りは 2kg くらいまでで，それ以上は皮膚が損傷しやすいので注意が必要です．

CHS固定　　　ガンマ型髄内釘による固定

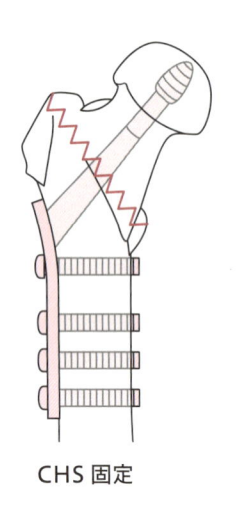

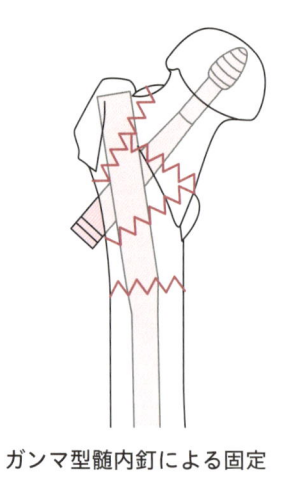

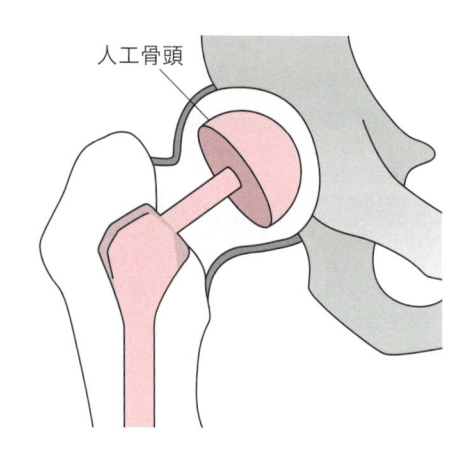

図5-6　CHS固定とガンマ型髄内釘

人工骨頭

図5-7　人工骨頭置換術

　骨折の治療といっても，こんなにたくさんの種類があります．どのような場合にどの治療方法が選択されるのかを説明しましょう．まずは年齢・性別・合併症などの全身状態や社会背景，骨折の部位・程度などに配慮して治療法を決定します．基本的には若年者は高齢者と区別して考えます．
　若年者の骨折は転位が大きい，軟部組織の損傷が重篤なことが多い，骨癒合率が低い，骨頭壊死の発生率が高いなどの特徴がありますが，まずは観血的整復固定術（骨接合術）を選択します．
　高齢者の場合は骨癒合が不良ですから，長期臥床による合併症の発生を考え，早期離床が望める人工骨頭置換術を選択します．ただし，誰でも人工骨頭置換術の適応となるわけではありません．人工骨頭置換術が選択されるのは，骨癒合しにくい頸部骨折（内側骨折）です．頸部骨折（内側骨折）で，ガーデン分類（**表5-1**）のステージⅢ・Ⅳの患者さん，65歳以上の患者さんに対しては，人工骨頭置換術が第一選択とされます．
　また，転子部骨折（外側骨折）は内側骨折より障害が大きく保存療法ではなかなか癒合が起こりにくいため，手術を選択することが多くなります．その際に観血的整復固定術（骨接合術）が選択されます．

治療による合併症

　次に，治療によって生じることがある代表的な合併症について勉強しましょう．

観血的整復固定術（骨接合術）の合併症

- **深部静脈血栓症**　手術中や術後，安静にしていると，下肢の静脈内に血栓ができやすくなります．血栓とは，血管壁が損傷したことで血管内にできる血液の塊のことです．静脈内にできた血栓が，離床やリハビリテーションを始めたことにより血流にのって，心臓や肺，脳に流れて血管を詰まらせてしまうことがあります．これが心筋梗塞や肺塞栓症，脳塞栓症といわれる状態です．これらを予防するために，フットポンプ，弾性ストッキングの着用，早期

表 5-1　ガーデン分類

ステージⅠ	ステージⅡ	ステージⅢ	ステージⅣ
不完全な骨折．内側は連続しているもの	完全骨折無転位型．完全骨折だが転位がないもの	完全骨折部分転位型．完全骨折で転位が軽度なもの	完全骨折解離型．完全骨折で完全に転位してすべての組織の連絡が断たれたもの

離床や下肢の運動，抗凝固療法などをおこないます．

- **創部感染症**　金属を体内に入れるため，抗菌薬の投与をおこなっていても感染を起こすことがあります．感染すると，創部の腫脹・発赤・熱感・疼痛などの炎症の症状を呈します．
- **偽関節**　骨がくっつかず関節のように動いてしまうことを偽関節といいます．無理な荷重や不十分な固定により起こります．偽関節になってしまうと再手術や骨移植が必要となりますので，患者さんにとっては非常に怖い合併症です．
- **大腿骨骨頭壊死**　大腿骨頸部は骨頭へ血液を送っています．ところが固定することで血流障害を起こし，骨頭に栄養が送られず壊死を起こしてしまいます．

人工骨頭置換術の合併症

- **脱臼**　人工関節が外れてしまうことです．痛みを伴い足を動かすことができません．
- **腓骨神経麻痺**　腓骨神経麻痺を起こすことがあります．手術中は膝関節を屈曲したまま長時間が経過することや，脚の長さ（下肢の短縮）を整復することによる影響です．ただ，これらの理由によって発生することより，むしろ術後に患肢が外側に倒れたり，弾性ストッキングの端の部分が腓骨神経を圧迫したりすることで起こります．腓骨神経は膝の外側を走る神経で，足関節や足趾を起こす背屈運動と下腿外側の感覚を支配しています．そのため腓骨神経麻痺を起こしてしまうと，足関節や足趾を自分の力で起こすことができなくなり，"下垂足"（図 5-8）という状態になってしまいます．また，しびれたり（知覚麻痺），疼痛を感じたりすることもあります．
- **深部静脈血栓症**　観血的整復固定術と同じように起こりえます．
- **創部感染症**　人工関節は人体にとって大きな異物です．抗菌薬の投与をおこなっていても，感染が起こりやすい状況にあります．感染すると，創部の腫脹・発赤・熱感・疼痛といった炎症の症状を呈します．さらに症状が悪化すると化膿し，人工関節を再手術で取り出さなければならないこともあります．
- **術後せん妄**　手術をきっかけにして起こる精神障害のことです．高齢者や認知症の患者さん

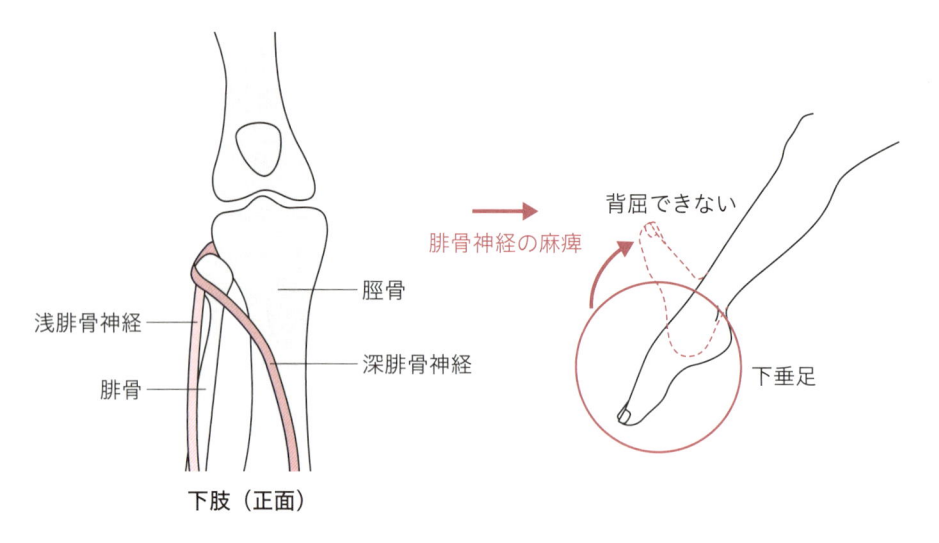

図 5-8　腓骨神経麻痺と下垂足

が術後1～3日に急激に錯乱，幻覚，妄想状態を生じ，長くても1週間以内に消失する一時的なものです．高齢者や認知症の患者さんは新しい環境に適応しにくいことが原因の1つと考えられます．

大腿骨頸部骨折の看護

手術を受ける患者さんを想定して，入院から退院までの看護についてお話しします．

大腿骨頸部骨折は，転倒により受傷することが多いので，患者さん自身が救急車を呼んで搬送されることや，家族に付き添われて受診されることがほとんどです．また，労作時の痛みが強く，苦痛を伴う状態です．患者さんは，痛みによる苦痛だけでなく，ひとりでは動けない不安，今後の治療に関する不安など，さまざまな思いを抱えていることを十分に理解したうえで対応しましょう．

入院から手術までの看護

入院後は牽引療法をおこない，骨折の整復や患部の安静を図ります．安静によって肢位を安定させること，疼痛を緩和することを目的としています．

受傷者の多くは高齢者であるため，入院や安静などの環境の変化に適応しづらく，その不安から，不眠や認知症の発症や悪化を認めることもあります．看護師は定期的に訪室し，患者さんの状況を把握することが大切です．不安に対しては十分な説明をおこない，理解してもらう必要があります．見当識障害を認める場合は，カレンダーや時計などで日時が意識できるよう環境を整えます．また，家族へも十分な説明をおこない，日中に来院してもらうなどの協力を得ることも大切です．

牽引療法中の看護

- 良肢位の保持，腓骨神経麻痺の予防
  ① 牽引中は外旋位になりやすいため，クッションや安楽枕などを用いて外旋位とならないよう体位変換をおこなう．
  ② 体位変換は2時間ごとにおこなう．患肢の腓骨神経が圧迫されないようにする．
  ③ 患肢（牽引部，腓骨神経麻痺に関する）について次の項目を観察する．
    牽引部の疼痛・腫脹・熱感（感染の有無），末梢部のしびれ感，知覚障害，運動の状況，冷感，チアノーゼ

- 出血性ショックの観察（外側骨折の場合）
  ①血圧　②頻脈　③尿量　④意識レベルを観察する．

- 脱水予防（高齢者の場合）
  ① 飲水量，食事摂取量を観察する．
  ② 排尿回数・量，性状（色・臭気），排便回数・量を観察する．
  ※ベッド上で安静にしていることにより普段より飲水量が減少します．また，排泄の対処をしてもらうことへの羞恥心や遠慮といった心理的側面からも飲水量を制限することが多くなります．声かけなどで看護師からアプローチし，患者さんが遠慮しないよう援助しましょう．

- 関節拘縮・筋力低下の予防
  患肢以外の筋力トレーニングをおこなう．①上肢：挙上運動，②下肢：足関節の運動など．

術後からリハビリテーションまでの看護

術後の状態にもよりますが，できるだけ手術翌日から離床を進めていきます．

観血的整復固定術（骨接合術）の看護

術後，骨本来の強さを回復するには1～2週間の時間が必要です．術後は不安や疼痛などがあるため，患肢に体重負荷（荷重）をかけにくい状態です．術後，徐々に骨接合部に仮骨が形成しはじめた頃から体重負荷（荷重）や筋力運動を開始します．体重負荷（荷重）や筋力運動を取り入れることで骨本来の強さまで回復します．

人工骨頭置換術の看護

観血的整復固定術（骨接合術）と異なり，人工骨頭は術後すぐ（2～3日後）から体重負荷（荷重）をかけても問題はありません．しかし，人工骨頭の周囲の軟部組織が強度をもち安定するまで3週間ほどかかります．その間に一番注意しなければならないのが脱臼です．脱臼を予防するため，術後には次のような体位をとってもらうよう術前から指導します．
  ① 股関節は，軽度外転位，回旋中間位を保持
  ② 膝関節は，軽度屈曲を保持

股関節の体位変換には安楽枕を使用し，内旋・外旋しないようにしっかりと固定します．膝関節を軽度屈曲させるのは，腓骨神経の圧迫による神経麻痺を予防するためです．

術後リハビリテーションの看護

　筋力の低下を予防するため，術後1日目から簡単な筋力運動を開始します．疼痛が出現している場合は，痛みを我慢せず鎮痛薬を使用しコントロールします．鎮痛薬をあまり使用せず安静第一とする時代もありましたが，今は筋力の低下を予防するため，術後1日目から鎮痛薬を用いて疼痛コントロールをしながら，できる運動をおこないます．

　術後は不安からリハビリテーションを拒否する患者さんもいます．まずは患者さんの不安や恐怖心を知り，十分な説明をおこないます．そして，患者さんと一緒に考えながら進めましょう．できていることをほめて自信をもってもらうことが大切です．

　患者さんだけではなく家族の協力も欠かせません．リハビリテーションを進めると同時に退院後の状況も把握し，医療チーム全体で患者さんにかかわることが必要です．

下肢の運動
① 等尺性運動，等張性運動をおこなう（**図5-9**）．
② 床上運動→座位訓練→車椅子移乗→立位訓練→杖歩行訓練と段階をふんでおこなう（**図5-10**）．

　ただし，患者さんの状態によるため，すべての患者さんが翌日からリハビリテーションを実施するわけではありません．

退院指導

　退院後の環境について把握することが必要です．
① 自宅へ退院する場合，生活している部屋の状態（段差，トイレへの距離，浴室の状態など）を知る．
② 必要に応じて，日常生活で必要な備品（ベッド，椅子など）や補助具（杖，車椅子）を準備・調整する．
③ 再転倒を予防するため，履物や衣服についても指導する．外出などの際は，履物は足のサイズに合った（少し大きめでもよい）靴でマジックテープ付きなどの着脱しやすいものを選択する．
④ 大腿骨頸部骨折予防装具（ヒッププロテクター）を使用する．
　※大腿骨頸部骨折予防装具とは，両転子部に柔らかいクッション材が装着されたパンツのことです．転倒した際にクッション部分が衝撃を分散させ，骨折の予防に効果があります．転倒時の衝撃を30～50％緩和でき，非装着時と比較すると骨折率が半分以下に減少したという研究結果もあります．ただ，デメリットとして，クッション材が挿入されているため着脱がしにくく，手の不自由な方や握力の弱い方は使用が難しくなります．また，クッション材が挿入されていることでお尻が大きく見えてしまうため，見栄えを気にする方には不向きです．

看護師の手を膝の下に入れて，それを押しつけるように力を入れてもらう．

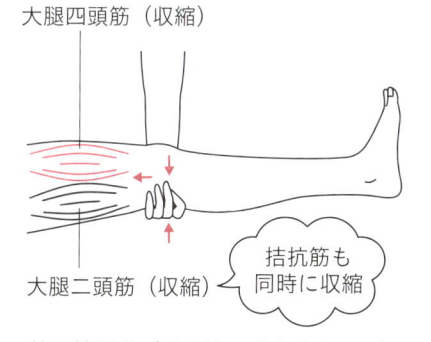

大腿四頭筋（収縮）

大腿二頭筋（収縮）

拮抗筋も同時に収縮

等尺性運動（膝関節運動を含まない）
筋は収縮するものの短縮しない．

大腿四頭筋（弛緩）

大腿二頭筋（弛緩）

膝を曲げたとき拮抗筋は弛緩

等張性運動（膝関節運動を含む）
筋は収縮し短縮する．

図 5-9　等尺性運動と等張性運動

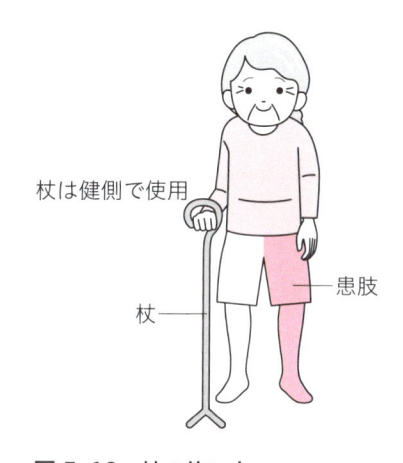

杖は健側で使用

杖

患肢

図 5-10　杖の使い方

［大腿骨頸部骨折の国家試験問題にチャレンジ！］

最初のページに出題した国家試験問題にチャレンジしてみましょう．
　　　　解けましたか？　それでは，解説を始めます．

［例題 5-1］
正答は選択肢 3．です．
再転倒予防のための情報収集であるため，転倒しやすい環境であるかどうかを知ることが大

91

切です．そのためには，玄関や室内（浴室，トイレなど）の段差や床の状態（材質など），手すりの有無などを確認します．

[例題 5-2]
　　正答は選択肢 2．です．
　杖歩行は上達してきていることから，患者さん本人にうまく歩けていることを伝え，不安の軽減に努めましょう．また，ADLの低下へとつながらないように，無理なくできる範囲内で行動してもらうよう伝えましょう．

[例題 5-3]
　　正答は選択肢 3．です．
　患者さん（母親）が上手に歩行できている姿を見てもらうことで，不安の軽減につながります．転倒しないよう環境を整える必要性などもあわせて伝えることで，少しでも息子さんの不安が軽減することにつながるように看護師がかかわることが大切です．

おわりに

　いかがでしたか？　大腿骨頸部骨折は高齢者に多い疾患の代表です．超高齢社会である日本では罹患率も高く，手術を受けリハビリテーションをがんばっている患者さんが多くいらっしゃいます．だからこそ，正しい知識を身につけることが大切になります．
　解説を読み，問題を解くことで，少しでも疾患の理解が深まり，みなさんの勉強に役立てていただければうれしいです．疾患の勉強をする際には，解剖生理からつなげてみてください．そうすると，つながらなかった部分が理解できるようになると思います．難しいこともたくさん出てくると思いますが，がんばっていきましょう．
　それでは，大腿骨頸部骨折の類題にチャレンジしてみましょう．

実践力養成 大腿骨頸部骨折の類題にチャレンジ！

[問題 5-1] 高齢者が転倒し，しりもちをついた．腰痛や下肢のしびれはないため経過観察となった．観察で重要なのはどれか．【第 93 回】
1. 血圧の上昇
2. 足背動脈の触知
3. 失禁の有無
4. 下肢の肢位

次の文を読み［問題 5-2］［問題 5-3］［問題 5-4］に答えよ．【第 95 回】
94 歳の男性．身長 150cm，体重 38kg．家族と暮らしている．白内障のため視力低下があるが，食事はこぼしながら自力で摂取していた．高度難聴のため家族は手掌上の指筆談で意思疎通を図っていた．軽度前立腺肥大があるが，排尿障害はない．自宅でトイレへ行こうとしたときに転倒し，動けなくなったため入院した．右大腿骨頸部骨折と診断され，鋼線牽引 3kg を開始した．

[問題 5-2] 家族から牽引中の食事はどのようにするのかと質問があった．説明で適切なのはどれか．
1.「上体は水平のまま，輸液で栄養を補給します」
2.「上体を 40 度ぐらい起こして，鼻からチューブで栄養を補給します」
3.「上体を 40 度ぐらい起こして，介助で食べていただきます」
4.「寝たまま体を横に向けた姿勢で，ご自分で食べていただきます」

[問題 5-3] 腰椎麻酔下で内固定法による骨接合術が行われた．術後ブラウン架台上で良肢位がとられた．手術当日の夜，点滴チューブを引っぱりながら「お侍さんが朝から俺の手足を縛って，大きな鐘を鳴らしている」と身体を動かしながら大声で言い続ける．対応で最も適切なのはどれか．
1. 今は夜なので静かに眠るよう説明した．
2. 手足の紐を外したので安心するよう説明した．
3. 鐘の音は難聴のため聞こえないことを説明した．
4. 点滴静脈内注射の必要性を説明した．

[問題 5-4] 退院時に大腿骨頸部骨折予防具（hip protector）を使用することになった．使用の理由で最も考えにくいのはどれか．
1. 低体重
2. 筋力低下
3. 白内障
4. 前立腺肥大

[問題 5-5] 人工股関節全置換術を受けた患者で麻痺をきたす危険性が高いのはどれか．【第 101 回】
1. 脛骨神経
2. 腓骨神経
3. 大腿神経
4. 坐骨神経

[問題 5-6] 人工股関節全置換術後の看護で適切なのはどれか．【第 94 回】
1. 患側の股関節は軽度内転位を保つ．
2. 患側の膝関節は伸展位を保つ．
3. 術後 1 日は患肢を保持して体位変換をする．
4. 大腿四頭筋等尺運動は術後 1 週から開始する．

[問題 5-7] 大腿骨頸部骨折に対する人工骨頭置換術の術後 1 週以内における看護で適切なのはどれか．【第 102 回】
1. 手術当日に全身清拭は行わない．
2. 術後初めての食事は全介助で行う．
3. 患肢の他動運動は術後 3 日から行う．
4. 臥床時は患肢を外転中間位に保持する．

解答と解説

[問題 5-1]
正答は選択肢 4．です．高齢者が転倒すると大腿骨頸部骨折の可能性が高くなりますね．腰痛や下肢のしびれが出現していないかの確認が大切です．選択肢 1．2．3．に関しては，大腿骨頸部骨折の症状としては認めません．足背動脈の変化は，膝関節から下部に損傷が起こった場合にみられることもあります．

[問題 5-2]
正答は選択肢 3．です．牽引中のため座位を保持することは難しいですね．年齢を考慮すると，誤嚥性肺炎を予防するため上体はある程度起こすことが大切です．また，患肢は足ですから，上肢は動かすことができますね．残存機能を低下させないためにも，患者さんが自分でできることは自分でおこなってもらいます．

[問題 5-3]
正答は選択肢 2．です．患者さんに発現しているのは術後せん妄と考えられます．否定すると患者さんの気持ちを傷つけてしまうため，否定せず傾聴に努めることが大切です．辻褄の合わないときでも否定せず，安心できるような会話に努めましょう．せん妄状態では点滴静脈内注射について説明しても理解が乏しいため，できるだけ必要のないルート類は抜去し必要最低限にしましょう．

[問題 5-4]
　正答は選択肢 4．です．大腿骨頸部骨折予防具は，転倒時の大腿骨頸部にかかる衝撃を和らげるための衝撃吸収パッドが内蔵されたパンツ型のプロテクターです．ですから，前立腺肥大症の患者さんに使用しても効果は得られません．

[問題 5-5]
　正答は選択肢 2．です．人工股関節全置換術後は，脱臼予防のために股関節を軽度外転・回旋中間位とします．また，膝関節は軽度屈曲とします．股関節の過度な内転・外転・内旋・外旋・屈曲・伸展は脱臼となります．腓骨神経は足関節を背屈させる前脛骨筋を支配している神経のため，圧迫にて損傷すると背屈できず下垂足となり歩行障害となります．

[問題 5-6]
　正答は選択肢 3．です．脱臼予防として，股関節は軽度外転・回旋中間位を保持し，膝関節は軽度屈曲としましょう．体位変換は適宜おこない，等尺運動は術後早期から始めます．

[問題 5-7]
　正答は選択肢 4．です．
1．手術当日に全身清拭は行わない．　→×
　術後は消毒液や血液の付着で皮膚炎を起こしたり，不快に感じたりする患者さんが多いです．創部を観察するよい機会にもなりますので，全身清拭は患者さんの状態を確認しながらおこないましょう．
2．術後初めての食事は全介助で行う．　→×
　上肢の疾患ではありませんので患者さんは自力で食事をできます．残存機能を低下させないためにも，患者さん自身で食事をしていただきましょう．
3．患肢の他動運動は術後 3 日から行う．　→×
　患者さんの状態にもよりますが，通常は翌日から他動運動をおこないます．
4．臥床時は患肢を外転中間位に保持する．　→○
　人工骨頭置換術の術後で何よりも重要なことは"脱臼予防"ですね．股関節を軽度外転・回旋中間位にして，膝関節は軽度屈曲にする…　この肢位は覚えておきましょう．

Chapter 6　ネフローゼ症候群

例題　　　　　　　　　　　　　　　　　　　　　　　第98回看護師国家試験問題

次の文を読み［例題6-1］［例題6-2］［例題6-3］に答えよ．

4歳の男児．3，4日前から活気がなく，眼瞼と下腿の浮腫に母親が気づき来院した．血液検査の結果，総蛋白3.7g/dL，アルブミン2.1g/dL，総コレステロール365mg/dL，尿蛋白3.5g/日で，ネフローゼ症候群と診断され入院した．入院時，体重18.0kg．尿量300mL/日，尿素窒素12mg/dL．

［例題6-1］ 入院時の食事で制限するのはどれか．
1. 塩　分
2. 糖　質
3. 脂　質
4. 蛋白質

［例題6-2］ 入院6時間が経過した．排尿がみられないため下腹部超音波検査を実施したところ，膀胱内に尿はほとんど認められない．この時点で注意すべき徴候はどれか．
1. 徐　脈
2. 不穏状態
3. 顔面紅潮
4. 血圧上昇

［例題6-3］ 男児は尿蛋白（－）となり，その後の経過は順調でプレドニゾロン15mg/日の退院時処方を受け，退院することとなった．退院に向けた説明で適切なのはどれか．
1. 内服中は再発しない．
2. 人ごみには行かない．
3. 運動をしてはいけない．
4. 予防接種の制限はない．

（解答・解説はp109）

> **ネフローゼ症候群と国試問題**
>
> 　腎疾患はとてもバラエティーに富んでいます．腎盂腎炎，急性糸球体腎炎，慢性腎炎，急性腎不全，慢性腎不全，そして，この Chapter で学ぶネフローゼ症候群… こんなにも多くの腎疾患に関する問題がはたして実際の国家試験で出題されるのかと問われれば，答えは「イエス」です．これらの腎疾患はすべて過去の国家試験で出題されています．受験生の皆さんには酷ですが，しっかり学んでポイントを押さえておく必要があります．ただし，出題頻度が高いものと低いものがありますので，まずは出題頻度の高い疾患から優先的に勉強してください．
>
> 　では，最も出題数が多いのはどの疾患でしょうか？　ネフローゼ症候群の問題は，2015（平成 27）年度までの 16 年間で 9 回も出題されており（小児も含む），他の腎疾患よりも出題率が高いことがわかります．この Chapter を熟読して，ネフローゼ症候群の知識をしっかり身につけましょう．

［ネフローゼ症候群の問題を解くための基礎知識］

蛋白尿

　みなさんは蛋白尿を見たことがありますか？　実は，あるちょっとした処理を加えることで蛋白尿は目に見えるようになるのです．日常のもので例えると，牛乳の中にお酢（酸）を混ぜるとどうなるでしょうか？　牛乳は蛋白質です．蛋白質に酸を混ぜると固まってしまいます．そこで蛋白尿の検査には，これと同じ原理が用いられています（p105 でくわしく説明します）．

ネフロンの構造

　さて，ネフローゼの説明に入る前に，まずは腎臓の解剖生理について復習しておきましょう．ご存知のように，腎臓の 1 番のはたらきは尿をつくることです．その尿をつくる場がネフロンとよばれる細胞群です．いわば尿生成工場といったイメージです．

　ネフロンは，糸球体，ボーマン嚢，尿細管の 3 つからなり，これが片側の腎臓に約 100 万個存在します（図 6-1）．血液が糸球体を流れていく途中で濾過され，さらに尿細管で再吸収されて私たちの尿が生成されます．正常であれば，私たちの 1 日の尿量は約 1,500mL になります．

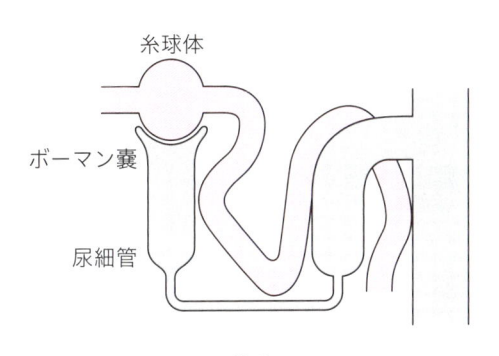

図 6-1　ネフロンの構造

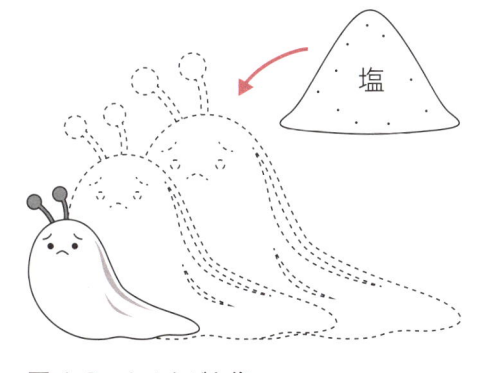

図 6-2　ナメクジと塩

浸透圧の機能

　ここで浸透圧についての復習です．浸透圧とは，「濃度の薄いほうから濃度の濃いほうに水が移動していく力」のことです．あるいは，「ある物質がもっている，水を引き付ける力」と理解してもよいと思います．

　みなさんはナメクジに塩をかけたことはありますか？　ナメクジに塩をかけると，ナメクジは縮んでしまいます（**図 6-2**）．これが浸透圧による現象です．ナメクジの体は少量（約 0.8％分）の塩分（ナトリウム）を含んでいますが，ほとんどは水でできています．そんなナメクジに濃度 100％の塩をふりかけると，ナメクジの体内の水が濃度の濃い塩のほうに引っぱられ，結果としてナメクジの体から水が引き抜かれて，まるで溶けてしまったように変化します．このように，塩分の濃さが異なるものが触れ合うとき，同じ濃さになるまで濃いほうが薄いほうを引っ張る力を浸透圧といいます．

ネフローゼ症候群の理解と看護

　それでは，今回のメインテーマ「ネフローゼ症候群」のお話を進めましょう．
　みなさんは「ネフローゼ」という名前を耳にしたことがありますか？　腎疾患，小児疾患としてよく登場してくる有名な病気です．とくにこれから臨床実習に行く方は担当するかもしれない重要な疾患ですから，しっかりと勉強しておきましょう．

ネフローゼ症候群の分類

　一言でネフローゼ症候群といってもいろいろなタイプがあります（**表 6-1**）．まず，ネフローゼ病ではなく，ネフローゼ症候群という点に注目しましょう．特徴的な症状をあわせもつ病態ということです．

表 6-1 ネフローゼ症候群の分類

原発性ネフローゼ症候群	・微小変化型ネフローゼ症候群 ・膜性腎症 ・膜性増殖性腎炎 ・巣状糸球体硬化症 ・先天性ネフローゼ症候群 ・その他
続発性ネフローゼ症候群	・糖尿病性腎症 ・アミロイドーシス ・膠原病（全身性エリテマトーデスなど） ・悪性腫瘍（ホジキン病，リンパ性白血病など） ・腎静脈血栓症 ・薬物中毒 ・感染症（ウイルス感染，マラリア感染など）

　ネフローゼ症候群は，その原因によって大きく原発性（一次性）と続発性（二次性）に分けられます．

　原発性は文字どおり，腎臓そのものに原因があるもので，これには，微小変化型ネフローゼ症候群，膜性腎症，膜性増殖性腎炎，巣状糸球体硬化症，先天性ネフローゼ症候群などが含まれます．一方，続発性は腎臓以外のさまざまな疾患が原因となって発症してくるタイプで，糖尿病性腎症，アミロイドーシス，膠原病（全身性エリテマトーデスなど），悪性腫瘍（ホジキン病，リンパ性白血病など），腎静脈血栓症，薬物中毒，感染症（ウイルス感染，マラリア感染など）などがあります．

　以上がネフローゼ症候群の代表的な分類法ですが，もう1つ別の分類法がありますので，そちらも簡単に説明しておきましょう．ネフローゼ症候群の治療は副腎皮質ステロイド薬が中心となります．しかし，なかにはその副腎皮質ステロイド薬が無効なタイプがあります．こちらをステロイド抵抗性ネフローゼ症候群，あるいは難治性ネフローゼ症候群として分類することがあります．

　このように，ネフローゼ症候群にはいろいろなタイプがあることがおわかりいただけたと思います．ここでは，ネフローゼ症候群のなかで最も多くみられる小児の微小変化型ネフローゼ症候群について説明します．

ネフローゼ症候群の症状と病態

　ネフローゼ症候群と診断するために必ず必要な2つの症状があります．それは蛋白尿と低蛋白血症です．この2つは非常に重要な中核症状で，必須診断項目です．さらに，高度な浮腫，高脂血症などの症状が加わると，診断はより確定的なものとなります．ここでは，まずネフローゼ症候群の中核症状から説明します．

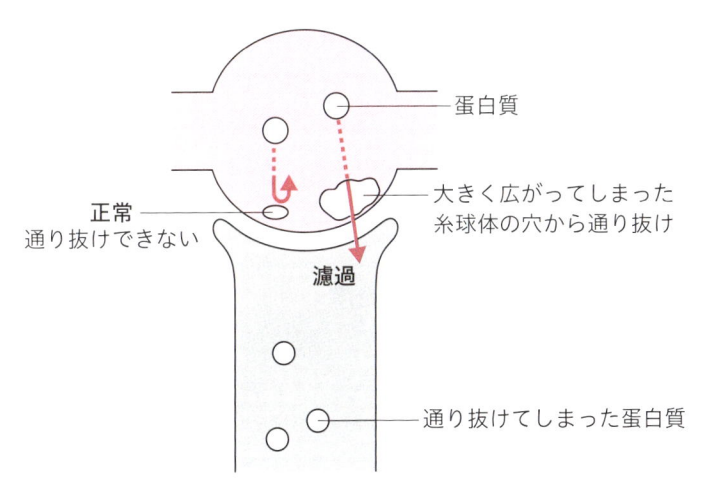

図6-3　炎症を起こした糸球体を通過する蛋白質

蛋白尿

　そもそも，ネフローゼ症候群になるとなぜ大量の蛋白尿が出てしまうのでしょうか．蛋白尿のメカニズムは非常に複雑ですが，ネフローゼ症候群でみられる蛋白尿は，ふつうの腎炎の場合にみられる蛋白尿の機序とは少し異なったものになります．

　ネフロン，とくに糸球体に異常が起こり，尿を十分につくれなくなった状態が腎炎です．腎炎のおもな症状としては，血尿，蛋白尿，高血圧，浮腫などがあげられます．ここで蛋白尿に着目してみましょう．

　腎炎になると，糸球体の中で異常な免疫反応によって，抗体が産生されます．この抗体が糸球体の血管壁（基底膜）に沈着してしまうことで白血球が導引され，炎症反応が起こります．糸球体の血管壁には直径0.05〜0.1μmほどの小さな穴（小孔）があいており，その穴の周囲には足細胞とよばれる上皮細胞が貼り付いています．ところが，糸球体に炎症が起こると，糸球体の壁が破壊されるため，この穴が大きく広がってしまうのです．つまり，炎症によって糸球体が傷つけられた結果，本来よりも大きな穴が糸球体にあいた状態になるわけです．そうなると，本来はこの穴を通り抜けできず，濾過されるはずのない蛋白質が大量に尿中に出てしまい，いわゆる「蛋白尿」になってしまいます．ビジュアルイメージとしては**図6-3**のようになります．

　私たちの体をつくるための大切な材料となる蛋白質が，こんなふうに漏れ出す状態になることは，なんとももったいない話です．ところが，ネフローゼ症候群になると，これに輪をかけて大切な蛋白質が尿中に捨てられてしまいます．

微小変化型ネフローゼ症候群の不思議

　さて，このネフローゼ症候群という病態はこんなに蛋白質が漏れてしまうことから，ふつうに考えれば，さぞ糸球体の損傷が大きいのでないかと思いますが，不思議なことに，微小変化型ネフローゼ症候群では，糸球体はほとんど傷ついていません．光学顕微鏡を使って糸球体を

念入りに調べても，小孔の大きさはほぼ正常に保たれたままになっています．微小変化型ネフローゼの"微小変化"とは，このことに由来しているのです．

では，なぜ微小変化であるにも関わらず，蛋白質が濾過されてしまうのでしょうか．実は，微小変化型ネフローゼ症候群における蛋白尿のメカニズムは，まだくわしく解明されていません．

［コラム］ ネフローゼ症候群の蛋白尿出現機序

ネフローゼ症候群の蛋白尿出現機序として，現在のところ最も有力な説は，糸球体基底膜にある「チャージバリアの破綻」という概念です．糸球体の血管壁には薄い透過性の基底膜があります．**図6-4**を見てください．おわかりのように，基底膜には小さな穴が無数にあいていて，糸球体から濾過される物質はこの穴を通過して出て行きます．もちろん蛋白質はこの穴より大きいので，通常は濾過されません．

血管中の蛋白質（とくにアルブミン）はマイナスの電荷をもっています．そして，糸球体基底膜もマイナスの電荷をもっています．蛋白質と基底膜は互いに反発し合い，決して近づくことはないのです．ところが，ネフローゼや一部の腎炎になると，基底膜のほうがプラスの電荷をもつようになり，蛋白質と基底膜が強く引き合って激しい衝突が起こるようになります．これによって蛋白質が漏れ出して，高度の蛋白尿となる現象がチャージバリアの破綻というわけです．

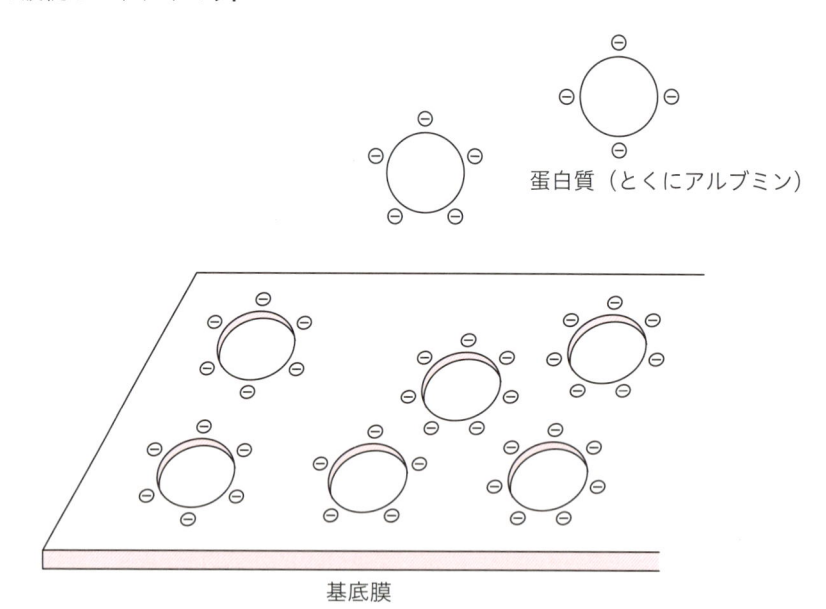

図6-4 チャージバリア

低蛋白血症

次にネフローゼ症候群のもう1つの中核症状である低蛋白血症（低アルブミン血症）についてですが，これは，身体から大量の蛋白質が尿中に漏れてしまうことによって，血液中の蛋白質が少なくなった結果の現れです．低蛋白の状態が続いてしまうと，とくに成長段階にある小児の場合には，発育面で大きな影響を受けてしまう可能性があるので，看護や治療において，よりいっそうの工夫が必要とされます．

高度な浮腫

低蛋白血症は，ネフローゼ症候群の特徴的な症状である"高度な浮腫"を引き起こす大きな原因になります．腎臓病というと，真っ先に思い浮かべるのがむくみ（浮腫）の症状です．ただし，ネフローゼ症候群でみられる浮腫は，通常の腎炎で起こる浮腫とは少し異なっていて，膠質浸透圧の低下によるものです．

先ほどナメクジの例で説明した浸透圧のメカニズムは，私たちの血管の中でも働いています．血液中にはアルブミンという蛋白質がたくさん含まれていて，血液中の水分をしっかり引き付けてくれています．この力はアルブミンによる浸透圧の力に相当し，膠質浸透圧とよばれています．血液中の物質が出入りできる毛細血管を女性のストッキングに例えると，ストッキングは無数の穴があいていますので，中に水を流そうとしても水分は漏れ出してしまいます．実は，血管の表面にも小孔が無数にあいているので，本来ならストッキングと同じように血液中の水分は漏れ出てしまうはずです．しかし，アルブミンのおかげで，一生懸命に水分を引き付けて血管から漏れ出ていかないように働いてくれているのです（図6-5）．

ところが，ネフローゼ症候群では，血液中のアルブミン濃度が低下します．アルブミンの水分を引き付ける力，すなわち膠質浸透圧がぐっと下がってしまいますから，水分がどんどん血管の外に出てしまい，血管から外へ出た水分が身体（皮下組織）にたまり，いわゆる浮腫を招く結果となります．

ネフローゼ症候群で起こる浮腫は，このように膠質浸透圧が低下してしまうことによって引き起こされるもので，ただ水分がたまるだけの単純な浮腫とは違うことをしっかりと確認しておきましょう．

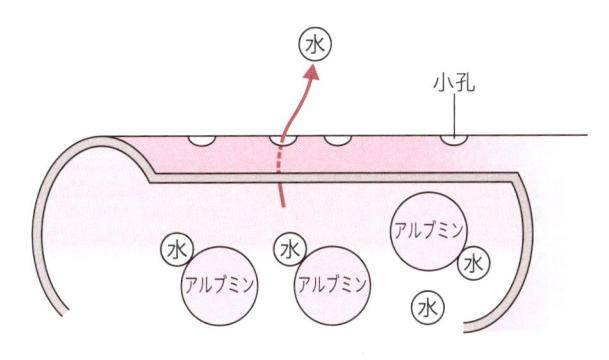

図6-5　膠質浸透圧と血液中の水分

脂質異常症（高コレステロール血症）

ネフローゼ症候群の症状の1つとして、脂質異常症、とくに高コレステロール血症がみられます。なぜコレステロールが上昇するのかについては、いろいろな説明がなされています。一般的には、尿中に捨てられたアルブミンを補充するために肝臓でのアルブミン合成が盛んになると、脂質合成も連動して盛んになりコレステロールが増産されると説明されています。

その他の症状

以上の症状の他に、浮腫による腹水、胸水、尿量減少、嘔気　嘔吐全身倦怠感、食欲不振、血圧低下などがありますが、なんといっても、最初に説明したネフローゼの中核主症状（蛋白尿、低蛋白血症）が大切なので、絶対に忘れないようにしましょう。

ネフローゼ症候群の検査と診断

診断基準

先ほど説明しましたようにネフローゼ症候群は病態です。**表6-2**にあげるような4つの症状がみられた場合に、原因は何であれネフローゼ症候群の状態にあると診断されます。表6-2にあげた4つの症状はとても重要な診断基準ですから、しっかり覚えましょう。

なお、表6-2に示したのは成人を対象とした診断基準です。乳児、幼児の場合には、基準値が異なりますので注意してください（**表6-3**）。

表6-2　ネフローゼ症候群の診断基準

①蛋白尿：3.5g/日以上を持続
②低蛋白血症：血清総蛋白 6.0g/dL 以下（血清アルブミン換算 3.0g/dL 以下）
③脂質異常症：血清総コレステロール 250mg/dL 以上
④浮　腫

①、②は必須条件、③、④は必須条件ではないが、認められれば診断はより確実
（旧厚生省特定疾患調査研究班、1973年）

表6-3　乳児・幼児のネフローゼ症候群の診断基準

乳児の場合	血清総蛋白 5.5g/dL 以下（血清アルブミン換算 2.5g/dL 以下） 血清総コレステロール 200mg/dL 以上
幼児の場合	血清総蛋白 6.0g/dL 以下（血清アルブミン換算 3.0g/dL 以下） 血清総コレステロール 220mg/dL 以上

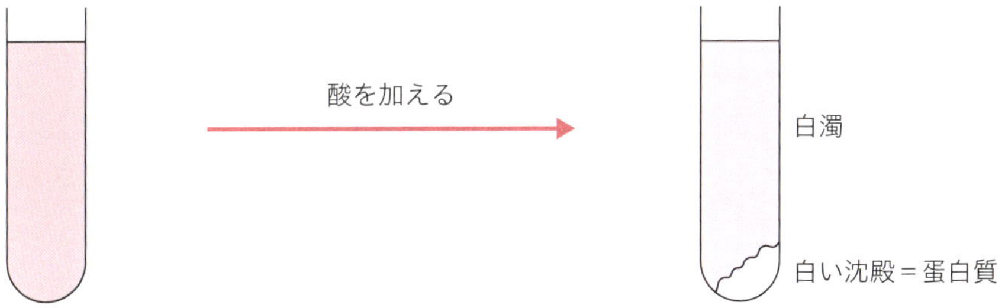

図 6-6　尿蛋白の検出

蛋白尿の検出

　蛋白尿に酸を混ぜると，まず尿が白く濁りはじめます．これに光を照射して，どれくらい光が通過するか（透過率），どれくらい光が吸収されるか（吸光度）を調べることで蛋白尿の検出ができるのです．

　ネフローゼの患者さんの尿をこの方法で検査すると，すごいことが起こります．ネフローゼでは，尿中に大量の蛋白質が含まれているので，酸（スルホサリチル酸）を混ぜた瞬間に白濁が起こり，あっという間に白い粉が沈殿します（**図 6-6**）．この白い粉が尿蛋白質なんです．ネフローゼの患者さんの尿中には沈殿してしまうほどの蛋白質が含まれているということが「眼に見える」かたちで認識できるのです．蛋白尿 3.5g/日って，あらためてすごい量だと感じてしまいます．

　ただし，ここで説明した尿蛋白検出法は，おもに病院の検査室で専門的に実施される方法です．現在は試験紙法といって，とても簡単に検査できる方法がよくおこなわれるようになっています．尿中に蛋白質が含まれているかどうかを，この試験紙法でまず大まかにチェックし，そのあと，酸を混ぜる方法（スルホサリチル酸法，キングスベリークラーク法）で確認する流れが一般的です．

ネフローゼ症候群の治療

副腎皮質ステロイド薬

　ネフローゼ症候群の治療は，副腎皮質ステロイド薬による薬物療法が基本になります．とくに微小変化型ネフローゼはステロイド薬に対する反応性がよく，適切な治療によって 90％が寛解に至ります．一般的には，プレドニゾロン 0.8 〜 1mg/kg/日相当で治療が開始され，完全寛解後も少しずつ減量しながら投与が続けられます（1 〜 2 年程度）．

　一方，ステロイド抵抗性ネフローゼ症候群の場合は，ステロイド治療が無効なので，かわりにシクロスポリン，ミゾリビンなどの免疫抑制剤が用いられます．

　近年は効果の高い薬剤が用いられるようになり，治療成績も向上してきているようです．た

表 6-4 長期ステロイド投与による副作用

1. 満月様顔貌（ムーンフェイス）	2. 体重増加
3. 皮膚線条	4. 筋萎縮（とくに四肢）
5. 高血圧	6. 高血糖
7. 骨粗鬆症	8. 消化性潰瘍
9. 易感染（免疫力低下）	10. 精神症状

表 6-5 副腎皮質ホルモン（糖質コルチコイド）の生理的作用

a. 抗炎症作用	b. 抗アレルギー作用
c. 脂肪合成作用（とくに身体の中心部に合成；中心性肥満）	
d. 蛋白質分解作用（とくに皮膚や筋肉）	
e. 血圧上昇作用	f. 糖新生による血糖上昇作用
g. 腸管からのカルシウム吸収の抑制	h. 胃の粘液産生物質の阻害
i. リンパ球の産生抑制	

だし，ネフローゼの特徴として「再発が多い」というのが否めず，再発防止のための治療が重要な鍵となります．また，長期のステロイド投与による副作用が問題となることが多く，場合によっては，重篤な副作用を起こして死に至るケースも報告されています．

ステロイド薬による副作用

表 6-4 に長期ステロイド投与によるおもな副作用をあげます．

ステロイド薬というと，万能な「薬のスーパーマン」といったイメージがありますが，そもそもこの薬は，本来はヒトの副腎皮質から分泌されている副腎皮質ホルモン（とくに糖質コルチコイド）を，バイオテクノロジーの技術で人工的に合成したものです．したがって，ステロイド薬の作用は，私たちの体内に分泌されている副腎皮質ホルモン自体のはたらきと変わりません．ですから，副腎皮質ホルモンの生理的作用を知ることが，このステロイド薬の副作用の理解にもつながることになります．

副腎皮質ホルモン，とくに糖質コルチコイドの生理的作用を表 6-5 で振り返ってみましょう．

糖質コルチコイドには本来 a．，b．のような優れた作用があり，実は，ステロイド薬はこの 2 つの作用が十分に発揮されることを期待してつくられています．ステロイド薬にとって，この 2 つのはたらきは「作用」となり，患者さんにとっては有利な方向に働きます．しかし，ステロイド薬を投与したとき，たとえその作用が糖質コルチコイド本来のはたらきであっても，c．〜 i．の作用が全面的に目立った場合には，患者さんにとって不利な方向に働き，これが副作用となる場合があるのです．たとえば，c．の作用が目立ってくれば，副作用として 1．の満月様顔貌や 2．の体重増加につながります．また，d．の作用が強く出ると，3．の皮膚線条や 4．の筋萎縮につながります．

四肢が細く痩せているのに身体の中心部にはたくさん脂肪が付いているという体型は，典型的なステロイド体型といえます．さらに，g．の作用の増強は 7．の骨粗鬆症に，i の作用の増強は 9．の易感染（免疫低下）につながることになります．

いかがですか？ このような薬理学の知識の根底にあるのも，解剖生理学の基礎知識とつながっています．

その他の薬物療法

その他に用いられる薬としては，浮腫を改善するための利尿薬（ラシックスなど）や，極度の低蛋白血症を改善する目的で用いられるアルブミン製剤などがあります．

ネフローゼ症候群の看護

前述したように，ネフローゼのなかでも微小変化型は小児に多いため，その看護展開も小児看護の概念にもとづいて実施されることが多くなります．

食事指導

ネフローゼ症候群の看護展開では，食事指導（食事療法）が重要な要素になります．

ネフローゼ症候群とはいえ，バックグラウンドに慢性腎炎が認められる場合が多いので，治療食の基本は「低蛋白食」になります．蛋白質の摂取量を制限することで慢性腎炎の進行や透析導入を遅らせたという報告が多数あります．蛋白質を摂取することで産生される老廃物（窒素成分）を排泄するため，腎臓はかなりの負担を強いられますが，この負担を少しでも軽減して腎機能を保護するためにも低蛋白食は外すことができません．

ただし，小児の治療の場合は，少し話が違ってきます．小児の特徴である成長発達を考慮に入れて，厳格な食事制限はおこなわないのがふつうです．一般的には「日本人の食事摂取基準」に準じ，各発達段階に応じた栄養成分を摂取するのが妥当だとされています（**表 6-6**）．

また，高度の浮腫がみられる場合は，一時的な塩分（ナトリウム）制限をおこなうことがあります．ナトリウムは水を引き付ける力，すなわち浸透圧を生じるため，過剰な塩分摂取は体内の水分貯留を招く原因となり，ますます浮腫を助長させてしまうことになるからです．

表 6-6　小児の蛋白摂取基準（g/日）

年齢	男児	女児
0～5（月）	10	10
6～8	15	15
9～11	25	25
1～2（歳）	20	20
3～5	25	25
6～7	35	30
8～9	40	40
10～11	50	50

> **[コラム] 患者さんの誤解と看護師の役割**
>
> 　みなさん，腎臓病食ってどんなイメージでしょうか．実際に患者さんが食べている食事の献立を見たことがありますか．56歳で生活保護を受けている慢性腎炎のAさんは，腎不全への進行を予防するために入院治療を受けることになりました．当然，低蛋白，カリウム制限の食事で，お肉やお魚はほんの一切れしかなく，普通食と比べるとかなり質素です．普通食だと，よく冷えた大切りのスイカも出されるのに，腎臓病食にはありません．このような食事制限が治療の一環であることは言うまでもありませんが，Aさんは「俺が生活保護を受けていて病院代が払えないから，食事もこんなにお粗末なんだな」と，ぽつりとつぶやいたそうです．
>
> 　もちろん，これはAさんの誤解にすぎません．しかし，Aさんに食事制限の必要性をていねいに説明していたら，このような誤解を生まずにすんだはずです．食事制限は，患者さんにとってつらい治療となりますが，治療の必要性を十分に説明することで治療への意欲を高めていくことが重要です．

安静

　安静を維持することは，腎血流量を良好にし，結果的に腎機能の保護につながります．腎臓も，もちろん1個1個の細胞でできていますから，血液が流れてこなければ，それなりの機能を維持することは難しくなります．腎疾患では，糸球体に異常があって，ただでさえ血液が流れにくい状況ですから，身体を動かして運動してしまうと，（筋肉などに血液が奪われて）ますます腎臓に流れる血液の量は減ってしまいます．それだけではありません．運動によって体内に増加した老廃物を捨てるのも腎臓の仕事ですから，身体を動かせば動かすほど腎臓には余計な負担がかかってしまうのです．ネフローゼを含めた多くの腎疾患では，まさに腎臓が傷ついて悲鳴を上げている状態です．そんな腎臓を少しでも休ませてあげるために，安静を維持することはとても重要となります．

　体調が良くなって，とくに痛みもない元気になった子どもを安静にさせるのは至難のわざですが，実はそれこそが小児科看護師の腕の見せどころです．ベッドの上での遊び方や，安静によるストレスの緩和を工夫するなど，発達段階に寄り添った看護展開が必要です．

バイタルサインおよび全身状態のチェック

　小児看護に限らず，バイタルサインを確認することは，最も基本的で重要な看護活動になります．ただし，小児の場合は，体調が悪くても言葉で上手に表現できないため，言葉以外のちょっとした表情の変化や機嫌の良し悪し（不穏状態）といったサインが，重要な情報をもたらしてくれることが多いのです．

　看護師はいつもアンテナを立てて，こうしたサインを見逃さないように努めなければなりません．ネフローゼの場合，合併症として，感染症や血栓症が問題になることがあります．たとえば，トロンビン（血液凝固物質）のはたらきを抑える抗トロンビンIIIの尿中への損失，アルブミン合成と連動したフィブリノーゲン生合成の亢進，循環血液量の低下（膠質浸透圧の低下）

による血液濃縮などが原因で，血栓症が起こることがあります．血栓が全身に波及すると生命に関わることもあるので，各部位の動脈の拍動を観察するなど，つねに早期発見に努めなければなりません．また，大量ステロイド投与による免疫能の低下は，重篤な感染症の原因となるので，患者さんのバイタルサインや全身状態をチェックすることはいうまでもありません．

浮腫があるときのケア

浮腫があるときは，末梢の血液循環が障害されて，皮膚の損傷や感染が起こりやすくなります．ベッド上に玩具が置いてあったり，シーツにシワがあったりすると，そのことが原因で容易に皮膚損傷を起こしますので，生活環境にもしっかり目を配ります．

入院時の精神的ケア

長期の入院は，小児にとって最大のストレスであることはいうまでもありません．母親と引き離されることによって起こる分離不安や退行現象（おむつ離れしていた子どもが再びおもらしするようになる）も，看護上の大きな問題となります．母親と離れた子どもの不安や寂しさを十分に理解し，子どもの発達段階や認知発達に応じた適切な看護アプローチができるように努力していきましょう．

[ネフローゼ症候群の国家試験問題にチャレンジ！]

最初のページに出題した国家試験問題にチャレンジしてみましょう．
――――解けましたか？　それでは，解説を始めます．

まずバイタルサインと検査データを確認しましょう．血清総蛋白 3.7g/dL，アルブミン 2.1g/dL，血清総コレステロール 365mg/dL，尿蛋白 3.5g/dL という検査データは，ネフローゼ症候群の診断基準をしっかり満たしています．問題文には記載されていませんが，4歳ということから，おそらく微小変化型ネフローゼ症候群が最も考えられます．

[例題 6-1]

正答は選択肢 1．です．

小児ネフローゼの食事療法は，成長発達を考慮することが大切になりますので，厳格な食事制限はおこなわないことが原則ですが，浮腫が認められるときには，この限りではありません．前述したように，一時的な塩分制限が必要になります．小児の場合は，成長発達に応じたバランスの良い栄養摂取が必要ですから，糖質，脂質，蛋白質については制限しません．

109

[例題 6-2]

正答は選択肢 2. です.

「下腹部超音波検査で膀胱内に尿が認められなかった」という情報から, 尿がほとんどつくられていない状態が示唆されます. とくに浮腫が認められる場合は, 膠質浸透圧が低下していますので, 血管の中の水分がどんどん抜き取られ, 循環血液量が減少してしまいます. 循環血液量が減少すれば, 腎臓を流れる血液量(腎血流量)も減少し, 尿量がガクンと少なくなります. さらに循環血液量が減ると, 血圧が急激に下がりショック状態に陥ることもあります. ネフローゼの急性期に起こるこうした症状をネフローゼ急症とよぶことがあり, その前駆症状には, 頻脈, 脈圧減少, 呼吸数増加, 顔面蒼白, 血圧低下, 不穏状態などが認められます.

急性期にあるこの男児の場合もネフローゼ急症の可能性が十分に考えられます. したがって, 少しでも早く前駆症状をとらえて, ネフローゼ急症の早期発見に努めることが重要となります. 選択肢のなかでは「不穏状態」がその前駆症状に相当します.

1. 徐脈, 3. 顔面紅潮, 4. 血圧上昇の3つの選択肢もみてみましょう. ネフローゼ急症の前駆症状としては, それぞれ頻脈, 顔面蒼白, 血圧低下の間違いであることに気づいてください.

[例題 6-3]

正答は選択肢 2. です.

1. 内服中は再発しない. →×

微小変化型ネフローゼ症候群は再発しやすく, 再発率80%という報告もあります. 退院後も再発の危険性があることを十分に説明しておく必要があります.

2. 人ごみには行かない. →○

退院後もステロイド薬による治療は続けなければなりません. ステロイド薬の服用による免疫低下を考慮して, できるだけ人ごみを避けるように指導します.

3. 運動をしてはいけない. →×

小児の成長発達には適切な栄養摂取と適度な運動が必要不可欠です. 発達段階に応じた運動はとくに制限しません.

4. 予防接種の制限はない. →×

ステロイド薬服用による免疫低下が考えられるため, 医師と相談のうえで実施することになります. 場合によっては中止となることもありますので, 制限がないわけではありません.

おわりに

　いかがでしたか？　ネフローゼ症候群の全体像がきっと見えてきたことと思います．このChapterでは，かなりくわしく，そして丁寧にネフローゼ症候群について勉強してきましたが，ここまでくわしい内容が国家試験に出題されることはおそらくないと思います．国家試験を受験するのに，どの程度まで勉強しておけばよいのかを最後にまとめておきましょう．

- ネフローゼ症候群の診断基準（4つ）
- 浸透圧，とくに「膠質浸透圧」の意味についてもう一度確認しておきましょう．
- 治療には副腎皮質ステロイド薬が使われること，そして，その副作用について復習しておきましょう．
- よく出題される小児のネフローゼ症候群の看護については，念入りに勉強しておきましょう．

　それでは，ネフローゼ症候群の類題にチャレンジしてみましょう．

実践力養成 ネフローゼ症候群の類題にチャレンジ！

[問題 6-1] 小児のネフローゼ症候群について正しいのはどれか．【第 87 回】
  a．高アルブミン血症がみられる．
  b．低コレステロール血症がみられる．
  c．初期治療では塩分制限を行う．
  d．副腎皮質ステロイド薬が有効である．
  1．a, b　　2．a, d　　3．b, c　　4．c, d

[問題 6-2] 全身に浮腫がみられる小児の看護について誤っているのはどれか．【第 87 回】
  1．皮膚の細菌感染に注意する．
  2．体重の増加に注意する．
  3．遊びは本人の自由にする．
  4．食事制限を考慮する．

[問題 6-3] Aちゃん（8歳，女児）は，高度の浮腫と蛋白尿とがみられたため入院し，ネフローゼ症候群と診断され，ステロイド大量療法が開始された．現時点でのAちゃんへの看護で適切なのはどれか．【第 101 回】
  1．水分摂取を促す．
  2．塩分制限はないと伝える．
  3．病院内を散歩してもよいと伝える．
  4．一時的に満月様顔貌（ムーンフェイス）になることを説明する．

[問題 6-4] ネフローゼ症候群で必ずみられるのはどれか．【第 99 回】
  1．血尿
  2．体重減少
  3．低蛋白血症
  4．低コレステロール血症

[問題 6-5] 全身性の浮腫で来院した患者．血清コレステロール値が 320mg/dL であった．最も考えられる疾患はどれか．【第 92 回】
  1．心不全
  2．ネフローゼ症候群
  3．肝硬変
  4．栄養失調

[問題 6-6] **蛋白尿について誤っているのはどれか．**【第 86 回】
1. 蛋白尿は血漿由来である．
2. 原因は尿細管の再吸収障害である．
3. ネフローゼ症候群の蛋白尿はアルブミン尿である．
4. 多発性骨髄腫の蛋白尿はグロブリンである．

解答と解説

[問題 6-1]
正答は選択肢 4．です．

a．は低アルブミン血症の誤りです．b．は高コレステロール血症の誤りです．

c．初期治療では塩分制限を行う．　→○

初期治療は，急性期の浮腫の改善に努めます．ナトリウムは水分を組織内に引き付け，浮腫を助長させるので，塩分制限が必要になります．

d．副腎皮質ステロイド薬が有効である．　→○

ネフローゼ症候群の治療には，第 1 選択薬として副腎皮質ステロイド薬が用いられます．

[問題 6-2]
正答は選択肢 3．です．

1. 皮膚の細菌感染に注意する．　→○

浮腫があると皮膚は傷つきやすく，乾燥しやすい状態にありますので，感染予防には細心の注意を払わなければなりません．

2. 体重の増加に注意する．　→○

浮腫が起こると，著しい体重増加をもたらします．体重のチェックは感染予防と同様に重要となります．

3. 遊びは本人の自由にする．　→×

遊びは小児にとって大切なものであり，健全な成長発達に欠かせません．しかし，ネフローゼの急性期は安静が不可欠となりますから，安静度を考慮しながら遊びの工夫をすることが重要になります．

4. 食事制限を考慮する．　→○

小児の場合，成長発達を考慮して，原則として食事制限はおこないません．ただし，高度の浮腫がみられる場合は，一時的に塩分制限や水分制限がおこなわれますので注意してください．とにかくケースバイケースです．

[問題 6-3]
正答は選択肢 4．です．

1. 水分摂取を促す．　→×

ネフローゼでは，膠質浸透圧の低下によって循環血液量が減少し，血圧低下などをまねくおそれがあるため，一般的には水分制限はおこないません．ただし，急性期，高度の浮腫がみられる場合には，浮腫のさらなる増悪を防止するために，一時的な水分制限をおこなうことがあります．A ちゃんには高度の浮腫がみられることから，水分制限をおこなうのが妥当といえます．

2. 塩分制限はないと伝える．　→×

高度の浮腫があるときには塩分制限をおこないます．

3. 病院内を散歩してもよいと伝える．　→×

　ネフローゼ症候群の治療は，小児であれ成人であれ，安静療法が基本となります．Aちゃんは急性期にあり，最も大切な時期になりまので，安静の必要性を十分に説明し，理解を図ることが重要です．

4. 一時的に満月様顔貌（ムーンフェイス）になることを説明する．　→○

　ステロイド大量療法とありますので，副作用の出現が予想されます．満月様顔貌（ムーンフェイス）の他にも，高血圧，高血糖，体重増加，骨粗鬆症，免疫力低下による感染症食欲亢進，皮膚線条，多毛症，精神症状などが起こる可能性がありますので十分な注意が必要です．

[問題6-4]

正答は選択肢3．です．

　ネフローゼ症候群の診断基準をもう一度振り返ってみましょう（p104の**表6-2**を参照）．このうち，①蛋白尿と②低蛋白血症は必須条件ですから，ネフローゼにおいて必ずみられる症状と考えられます．このことがわかっていれば，選択肢3．が容易に導き出せると思います．

1. 血尿　→×

　血尿はネフローゼの診断基準にはありません．血尿の有無は，ネフローゼを診断するときの重要な手がかりとなります．

2. 体重減少　→×

　高度な浮腫により体重増加が起こります．

4. 低コレステロール血症　→×

　「高」コレステロール血症の誤りです．

[問題6-5]

正答は選択肢2．です．

　この問題を解く鍵は全身性の浮腫，すなわち高度な浮腫と高コレステロール血症です（コレステロールの正常値は120〜220mg/dLですから，明らかな高コレステロール血症です）．全身性の浮腫と高コレステロール血症，この2つのキーワードを診断基準に照らし合わせると，「2．ネフローゼ症候群」を選択するのが妥当です．

1. 心不全　→×

　心不全，とくに右心不全では，下腿部の浮腫が一般的ですから，全身性の浮腫というのは言いすぎになります．また，必ずしも高コレステロール血症になるとはかぎりませんし，もし心不全であれば，「肺うっ血」「呼吸困難」「ピンク色の喀痰」「頸静脈の怒脹」「肝腫大」などの情報が記載されてもおかしくありません．したがって，積極的に「1．心不全」を選択するには根拠が弱いといえます．

3. 肝硬変　→×

　確かに肝硬変でも全身性の浮腫がみられることはあります．しかし，コレステロールの合成能は低下しますから，その値はむしろ減少に転じます．

4. 栄養失調　→×

　栄養失調では身体の成分をつくる栄養成分が不足してしまいますから，単純に考えてもコレステロールは低値となるはずです．むしろ栄養過剰や肥満でコレステロールが高くなります．

[問題 6-6]
　　正答は選択肢 2. です．

1. 蛋白尿は血漿由来である．　→○
　蛋白尿で尿中に検出される蛋白質は，血漿アルブミン，すなわち血漿から漏れてくるアルブミンです．
2. 原因は尿細管の再吸収障害である．　→×
　尿細管の再吸収障害で尿中に出現するのは，$\beta 2$ ミクログロブリンという蛋白質です．同じ蛋白質であっても，アルブミンではありませんので注意してください．
3. ネフローゼ症候群の蛋白尿はアルブミン尿である．　→○
　1 日 3.5g 以上ものアルブミンが検出されるのが，ネフローゼ症候群の特徴（定義）でした．
4. 多発性骨髄腫の蛋白尿はグロブリンである．　→○
　多発性骨髄腫で尿中に出現するのは，グロブリンに由来するベンスジョーンズ蛋白という特殊な蛋白質です．アルブミン尿ではありません．

Chapter 7　乳　癌

例題　　　　　　　　　　　　　　　　　　　　第100回看護師国家試験問題

次の文を読み［例題7-1］［例題7-2］［例題7-3］に答えよ．

Aさん（50歳，女性）は右乳癌と診断され，手術を受けるために入院した．Aさんは夫を3年前に腎臓癌で亡くしたが，貸しビル業を引き継いでおり，経済的な問題はない．趣味はテニスである．

［例題7-1］ Aさんに右乳房温存腫瘍摘出術と腋窩リンパ節郭清が行われ，腋窩部にドレーンが挿入された．Aさんは，病室に戻ったころより患側上肢のだるさを訴えている．ドレーンを挿入したAさんへの対応で適切なのはどれか．

1. ドレーンは水封式吸引装置に接続する．
2. 積極的な上肢回旋運動でドレーンからの排液を促す．
3. ドレーン抜去時まで刺入部のガーゼ交換は行わない．
4. ドレーンを抜去した翌日から全身のシャワー浴は可能である．

［例題7-2］ Aさんの術後の経過は良好で，外来で抗癌化学療法を受ける予定で退院した．Aさんは患側上肢のだるさ，疲れやすさが残ると外来看護師に話した．Aさんの患側上肢の浮腫を予防する方法で適切なのはどれか．

1. 使い捨てカイロを患側の腋窩にあてる．
2. 患側上肢はなるべく動かさないようにする．
3. 患側上肢のマッサージを中枢から末梢へ行う．
4. 患側上肢の静脈では抗癌薬の静脈内注射を行わない．

［例題7-3］ 抗癌化学療法が終了し，1年半が経過した．Aさんは肋骨と脳に転移が疑われ，精密検査の目的で再び入院した．Aさんは，「もうテニスはできないでしょうね．何を楽しみにすればいいのでしょう．早く夫のそばにいきたいです」と涙を流した．Aさんが現在感じている苦痛に最もあてはまるのはどれか．

1. 貸しビル業を続けることの苦痛
2. 生きる目的を問うスピリチュアルな苦痛
3. 手術や化学療法を受けたことによる身体的な苦痛
4. 社会的な役割が果たせないことによる社会的な苦痛

（解答・解説はp127）

乳癌と国試問題

　乳癌の問題は，2015（平成27）年度までの16年間で一般問題4問，状況設定問題1事例（3問）が出題されています．子どもを産み育てる世代での癌の部位別死亡数をみると，乳癌が第1位です．乳癌は，早期発見・早期治療が何よりの対策ですので，国家試験にも自己検診から幅広く出題されます．成人看護学の女性生殖器分野からの出題になります．

乳癌の問題を解くための基礎知識

乳房の解剖

　乳房の皮下には，乳頭を中心に乳腺が放射状に広がっています．乳腺は，母乳をつくる小葉と乳管からできていて，すき間を脂肪と血管，リンパ組織が埋めています．乳腺の下には，大胸筋をはじめとする骨格筋と肋骨が並んでいます（**図7-1**）．

乳癌の疫学

　日本での乳癌罹患数（全国推計値）は，2011（平成23）年で約72,500例で，女性の癌罹患全体の約20%を占めます．死亡率は女性で約13,000人と，女性の癌死亡全体の約9%を占め，少しずつですが年々増加しています．一生のうちに，およそ12人に1人が乳癌と診断

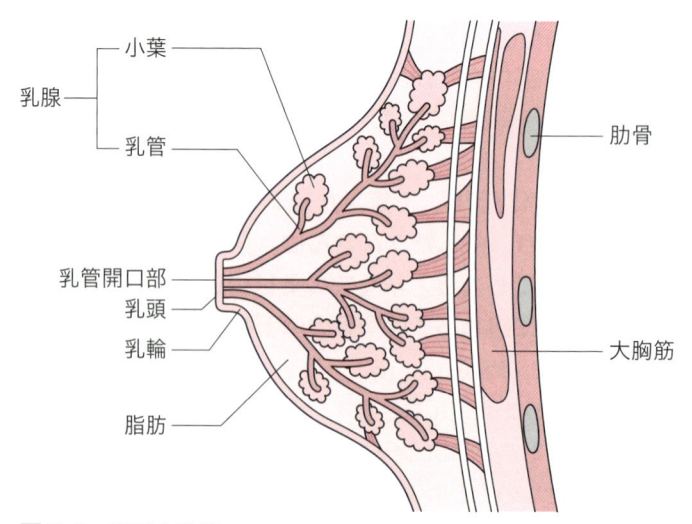

図7-1　乳房の解剖

されています（※1）.

　通常，癌は高齢になるにつれて罹患率が増えるのですが，乳癌は30歳代から増加し，40歳代後半から50歳代前半にピークを迎えます．乳癌は他の部位の癌と比べ，若い世代で多くなっています．

　30歳から64歳までの女性の癌による部位別死亡数は，乳癌が第1位です．子どもを産み育てる世代で多い乳癌の死亡者数を減少させるには，早期発見・早期治療が必要です．しかし，乳癌の検診受診率は増加傾向ではあるものの，2013（平成25）年で34％であり，2010年前後の諸外国と比較すると，先進7カ国中で最も低い水準にとどまっています（※2）．

※1　国立がん研究センターがん対策情報：がん情報サービス．
※2　厚生労働省：がん検診の受診率の推移．

乳癌の理解と看護

それでは，今回のメインテーマ「乳癌」のお話を進めましょう．

乳癌とは

　乳癌は乳腺にできる悪性腫瘍です．乳癌の多くは乳管から発生します．乳癌の発生頻度が高いのは，腋窩に近い乳房の外側上部四分円内で，およそ50％です（**図7-2**）．腋下リンパ節に最も近いので，腋窩リンパ節への転移が多くみられます．

　乳癌の腫瘤は通常かなり硬いです．表面は凸凹で，痛みはほとんどの場合ありません．周囲の組織との境界も，多くの場合はっきりしません．良性腫瘍の場合は，境界がわかりやすく，

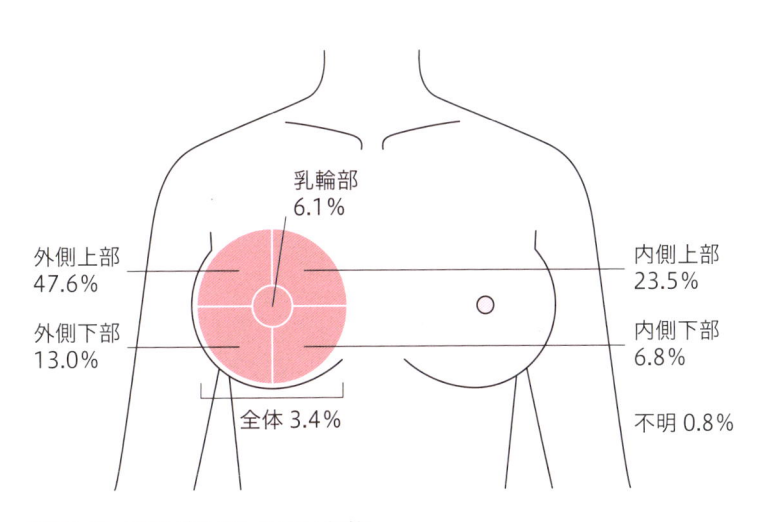

図7-2　乳癌が発生しやすい部位

- 乳輪部　6.1%
- 外側上部　47.6%
- 内側上部　23.5%
- 外側下部　13.0%
- 内側下部　6.8%
- 全体　3.4%
- 不明　0.8%

腫瘍の表面がなめらかでよく動くという特徴があります．腫瘍が大きくなってくると，腫瘍上の皮膚がくぼみ，乳房の変形，乳頭の引きつれや陥没などが起こりはじめます．さらに進行すると，皮膚に潰瘍を形成したり，出血したりするようになります．腋窩リンパ節に転移した場合も，その腫瘍は硬く触れるようになります．

乳癌の原因・誘因

　同じ乳癌でも，原因によっていくつかのタイプが存在します．エストロゲンが深く関わっている場合はホルモン受容体陽性の乳癌，家族歴が多い場合は遺伝性の乳癌です．ホルモン受容体陽性の乳癌の場合は，体内のエストロゲン濃度が高い期間が長いほど発症リスクが高いことが知られています．したがって，初経が早いこと，閉経が遅いことなどは発症リスクを高めます．また，妊娠中は非妊娠時に比べて，エストロゲンの血中濃度が抑えられていますので，出産経験がない女性のほうがリスクが高いともいわれています．また，肥満の女性のほうが発症リスクが高いことも知られています．

　飲酒や喫煙などの生活習慣により発症リスクが上がることや，糖尿病との関係も指摘されています．

乳癌の転移と再発

　乳癌は比較的転移が遅いので，患者さんが治療法について考えるのに時間をかけることができます．しかし，小さな癌細胞が血行性・リンパ性に転移しやすいという特徴もあります．おもな転移場所は，肺が33％，骨が26％，皮膚や胸壁が19％，肝臓が8％，脳が3％です（**図7-3**）．転移した場合，とくに骨転移は痛みが強く出ます．

　再発は，手術後10年以内に患者全体の約30％にみられるとされています．多くは2〜3年後ですが，乳癌は成長が遅いので，10〜20年後にみられる場合があります．

　乳癌に限ったことではないですが，人が感じる痛みは病気そのものから起こるものばかりではありません．痛みの原因は，身体的痛み，精神的痛みの他，社会的痛みや霊的（スピリチュアルな）痛みなどが総合的に関わっています（**図7-4**）．解決できるものは解決できるように援助していきます．

乳癌の検査と診断

乳癌の自己診断

　乳癌の患者さんの90％以上が自分でしこりを発見しているため，自己検診の重要性がさまざまなメディアで叫ばれています．乳癌の自己診断には適した時期があり，月経開始から7〜10日後がよいといわれています．月経前はプロゲステロンの作用によって乳房が張るからです．閉経後であれば，毎月自己検診の日を決めておこないます．

　鏡の前に立ち，まずは両腕を下げたまま，左右の乳房や乳頭の形を覚えておきます．そして，

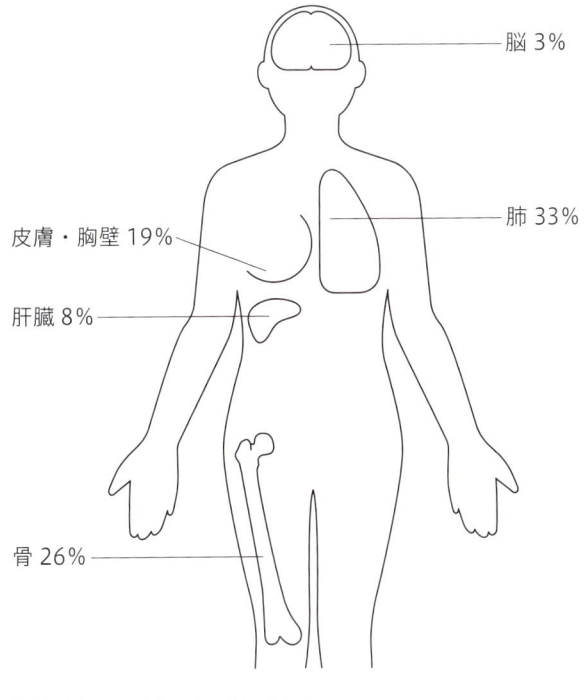

脳 3%
肺 33%
皮膚・胸壁 19%
肝臓 8%
骨 26%

図7-3　転移する場所の全身図

身体的痛み
疼痛
他の身体症状
日常生活動作の支障

精神的痛み
不安
いらだち
孤独感
恐れ
うつ状態
怒り

社会的痛み
仕事上の問題
経済上の問題
家庭内の問題
人間関係
遺産相続

霊的痛み
人生の意味への問い
価値体系の変化
苦しみの意味
罪の意識
死の恐怖
神の存在への追求
死生観に対する悩み

全人的痛み
(Total Pain)

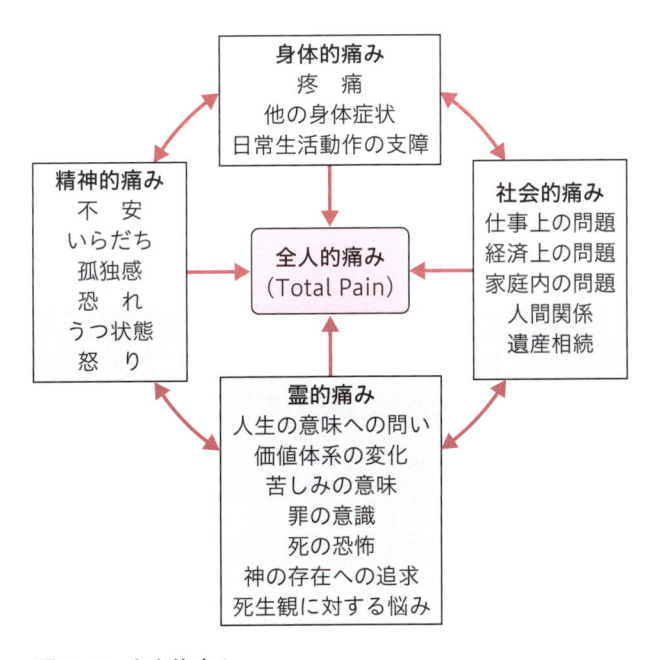

図7-4　全人的痛み

両手を上げて鏡でえくぼ様の陥凹やひきつれがないか確かめます（**図 7-5**, a）．また，乳頭の位置が左右非対称であったり，乳頭部が凹んでいたり，ただれや湿疹のようになっていないか確認します．

次に，渦を描くように手を動かして，乳房にしこりがないかチェックします（b）．今度は仰向けになって外側から内側へ指を滑らせ，しこりの有無をチェックします（c）．

乳癌の検査

乳癌検診では，マンモグラフィー（腫瘤や石灰化を見つける検査，**図 7-6**）や超音波（エコー）が用いられます．また，サーモグラフィーは乳癌のスクリーニングにおいて単体で使用すべきではないという説が米国食品医薬品局（FDA）から出されており，苦痛が少ない検査であるため，他の検査との併用が望ましいです．マンモグラフィーは，乳腺の密度が高い若い世代では乳腺自体が白く写るので石灰化が発見しにくく，年齢が上がると発見しやすくなります．マンモグラフィーや超音波による検査で乳癌が疑われる場合には，細胞診（針で吸引した細胞を顕微鏡で観察し，クラス分類します，**表 7-1**）や組織診（いわゆる生検です）をおこない，確定診断を下します．

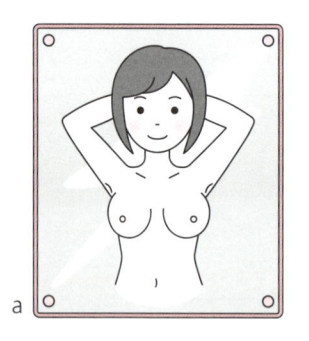

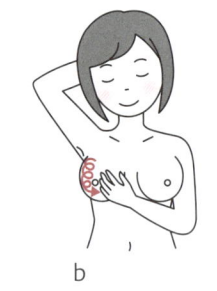

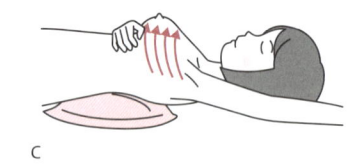

図 7-5 乳癌の自己検診

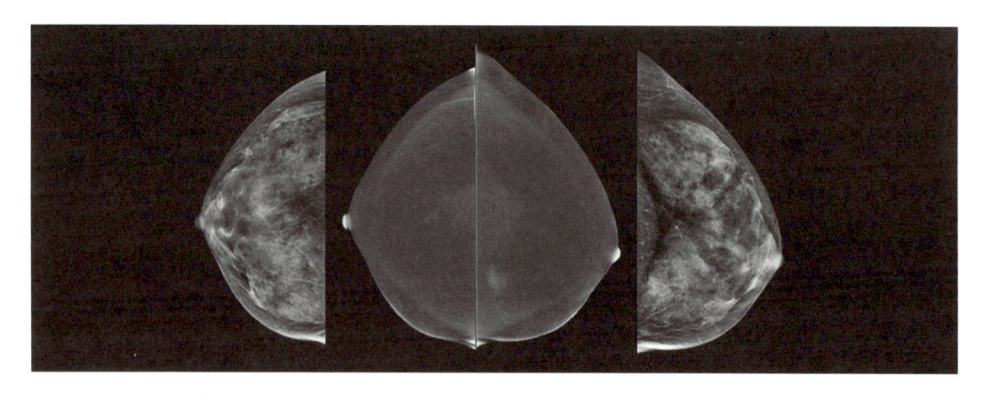

図 7-6 マンモグラフィー像
（提供：三河乳がんクリニック／GE ヘルスケア・ジャパン株式会社のウェブサイトより許可を得て転載）

表 7-1　細胞診

乳癌の細胞診	クラス分類
クラス I	良性
クラス II	良性
クラス III	灰色（鑑別困難）
クラス IV	悪性の疑い
クラス V	悪性

診断がついたら，転移を調べるために CT や MRI も撮影されます．

乳癌の治療

手術療法

乳癌に対する治療は手術療法が中心となります．腫瘍を残さずに切除することが原則で，術式は癌の浸潤によって異なります．

術式

初期の段階でリンパ節に転移がないと思われる場合には，乳房温存術（乳房部分切除術）という乳房の一部のみを切除する術式がとられることが多いです．乳房温存術は，腫瘍を摘出するだけの範囲が狭いもの，乳房円状部分切除術，乳房扇状部分切除術の 3 パターンがありますが，いずれも取り残しの可能性が大きいため，術後に放射線療法をおこないます．

リンパ節に転移が疑われ，腫瘍も大きくなっている場合は，胸筋温存乳房切除術（オーチンクロス法）をおこないます．胸筋はなるべく温存しますが，浸潤が疑われる場合は，胸筋も切除する胸筋合併乳房切除術（ハルステッド法）をおこなうこともあります．胸筋合併乳房切除術は，術後に患側上肢の機能障害を起こします．乳房温存術であっても，女性のシンボルである乳房が変形することでボディイメージの混乱をまねき，大きな精神的ダメージが生じます．

切除部の断端に癌細胞が残存していることが疑われる場合は，術後に放射線療法を併用することもあります．胸部に放射線を当てるので，放射性皮膚炎や肺炎を起こす可能性があります．

リンパ節郭清

腋窩リンパ節に転移が疑われる場合は，リンパ節郭清をおこないます．以前は，腋窩リンパ節の大部分を郭清し摘出していましたが，現在はセンチネルリンパ節（センチネルとは監視員の意）という，癌細胞がリンパ管に入り最初にたどり着くリンパ節を，直接注入したラジオアイソトープ（放射性同位元素）や色素を目安に探して摘出し，手術中に転移の有無を診断して，転移が認められる場合にのみ，腋窩リンパ節郭清をおこなう方法が多くとられるようになりました．しかし，すでにリンパ節転移が認められる場合や，腫瘍が大きくリンパ節転移の可能性が高い場合は，センチネルリンパ節生検はおこなわれません．

化学療法

癌細胞が散らばっている可能性も考え，抗癌薬による化学療法も多くおこなわれています．

以前は術後におこなっていた化学療法も，最近では術前におこなうケースが増えてきました．しかし，効果はあまり変わらないそうです．

手術療法以外の治療

癌の進行度が高い場合や再発の場合は，ホルモン療法や化学療法がおこなわれます．乳癌は，エストロゲンに反応して大きくなるタイプが多いので，その場合は卵巣や副腎の外科的切除や，抗ホルモン薬などの使用による内科的ホルモン療法により癌腫の増大を防ぎます．

乳癌の予後

予後は，癌の進行度とリンパ節転移の有無によりますが，他の癌と比べると良好で，根治する割合は高いです．しかし，悪性腫瘍であることに変わりはなく，再発や予後に対する不安が強いのは当然です．精神的なケアが重要な疾患ということができます．

乳癌の看護

手術前日の看護

術前の検査

乳房手術では侵襲の大きい術前検査はほとんどありません．検査は外来でおこなわれ，入院後まもなく手術になるケースが多いのです．外来と連携して，継続的な看護が提供できるようにします．

術前の説明

全身麻酔での手術になります．さらに胸部に術創ができるので，痛みにより呼吸が浅くなることは予測がつきます．術後の呼吸器合併症には十分注意して観察しましょう．患者さんには，合併症について十分説明し，術前から呼吸訓練をおこないます．排痰とドレーンからの排液を促すために体位変換の練習を術前からおこないます．床上での排泄訓練や含嗽の練習もおこないましょう．患側の腋窩の除毛や，入浴・シャワー浴により身体の清潔を図ります．マニキュアなどをしている場合は除去し，爪も必要に応じて切っておきます．

重要なことは，不安の内容を具体的に把握し，軽減できるものは説明しておきましょう．プライバシーに配慮するためにも，個室で対応することが望ましいです．

手術当日の看護

コンタクトレンズや指輪，ネックレスなどは外しておきます．なくさないように大切に保管しておきましょう．指示どおりの準備（輸液，必要物品，浣腸など）ができているかを確認し，手術室に送り出します．

手術直後の看護

術後の状況

手術直後は，苦痛が最も強い時期です．無意識に患肢を動かして創部が離開するなどの事故

を防ぐために，体幹と患肢を包帯などで固定しています．創部は小さくたたんで丸めたガーゼで圧迫され，吸引機能付きドレーンバッグが装着されています．腋下リンパ節郭清をした後には腋窩にも吸引機能付きのドレーンバッグがつながってきます．創部の下に血液や浸出液がたまると，治癒が遅れるからです．腕を動かすと創部の安静が保てないので，包帯で患側上肢が体幹に固定された状態で帰ってきます．

確認すべき項目

ドレーンにねじれや屈曲がないことを観察することはもちろん，ドレーンからの排液量と性状の観察も重要です．血性の排液が1時間に100mL以上ある場合は医師に報告します．ガーゼ上から確認できる出血に関しても観察時間とともにマーキングするなどして観察していきます．また，ドレーンバッグがすぐに膨らんでしまう場合は，創部が離開して空気が引き込まれていると考えられます．これも医師に報告します．

包帯で胸部を圧迫されていることや創痛や麻酔などの影響で呼吸が抑制されやすいので，定期的に深呼吸をするように促します．呼吸状態により酸素吸入の指示が出ることもあります．リンパ節郭清をおこなっている場合は，患側上肢の知覚異常や浮腫がないかを確認をします．

術後1日目の看護

創部を覆うガーゼに汚染があれば，消毒とガーゼ交換をします．とくに汚染がみられなければ，術後3日目頃までは，開けずに様子をみることが多いです．

リハビリテーションの開始

患側上肢のリハビリテーションが開始されます．創痛によりリハビリテーションの計画が遅れないように，鎮痛薬を使用し疼痛コントロールをおこないます．

膀胱留置カテーテルが抜去され，歩行が許可されます．歩行時は患側上肢を三角巾で固定し，上肢の重さで創部が引っ張られないようにします．めまいやふらつきによる転倒を予防するため，最初は必ず付き添います．いきなり立つのではなく，少し座って慣らしてから立ち上がるように声をかけましょう．

食事の開始

食事は通常，術後1日目の朝から開始され，食事制限はありません．麻酔の影響で，腸管の蠕動運動が悪い場合や，排ガスの有無，吐き気などがある場合は，医師に報告し，指示を仰ぎましょう．

術後2日目以降の看護

ドレーンの抜去

胸部の術創のドレーンは，術後3〜4日目に抜去されます．腋窩のドレーンは排液量を確認しながら抜去します．目安は20mL/日以下です．ドレーンが入っている間は，不注意で引っ張ったりすることがないように注意を促します．両側のドレーンを抜去できたら，その翌日からシャワー浴が可能になります．創部の抜糸は，術後1週目以降に創部の緊張状態をみながらおこないます．抜糸前は，創部の過緊張を避けるために患側肩関節の過度な運動を避けます．創部の状態をみながら徐々に可動域を広げていきましょう．

患側上肢が利き手の場合は，セルフケアの不足が起こりやすい状態です．必要な援助のみを計画を立てておこないます．また，片手での行動になるので，転倒時に両手をつくことができません．転倒には細心の注意をはらい，ゆったりと動くことを促します．ベッド周囲も整頓しておきましょう．

シャワー浴の開始

　ドレーンがすべて抜けたら，次の日からシャワー浴が可能になります．患者さんの多くは，その時に初めて創部を見ることになります．ボディイメージの変化を受容するには，まず創部を見ることが大切なのですが，怖くて見ることができない人もいます．無理にすすめず，自発性を尊重します．シャワー浴の後は，患者さんの表情や発言に注意してかかわるようにします．

術後リハビリテーション

　手術当日は静かに過ごし，以降，表7-2のようにリハビリテーションを進めます．

退院指導

　退院後に注意するのは患側上肢の状態です．リンパの流れが悪くなっているので，血圧測定や採血，時計やブレスレットは健側にするように指導します．リンパ浮腫が起こらないように，重い物を長時間持たないようにし，締めつけの強い下着や服を避けるように指導します．また，

表7-2　術後のリハビリテーション

	リハビリテーションの内容	日常生活動作の目安
1日〜	**肩は固定したままで前腕の運動** ・じゃんけんや指折りの繰り返し，タオルやゴムボールを握るなどの指の運動 ・手首を回す． ※患側の肩は絶対に動かさない．	・座って食事ができる． ・肘の曲げ伸ばしができる． ・トイレまで歩行する． ・新聞・雑誌などの軽い物が持てる．
3日〜	**肩関節の軽い運動** ・健側で患側の手を持ち，上へゆっくり持ち上げ3秒ほど保持する．5〜10回ほど繰り返す． ・前胸部のドレーンが抜けるまでは，肩関節は軽くほぐす程度の軽い運動にとどめる．	・浴衣の着替えができる． ・洗面・歯磨きができる． ・タオルをしぼる．
6日〜	・手を振り子のように振る運動 ・腰をかがめて両腕を左右に振る． ・羽ばたくような運動から，徐々に負荷をかけた運動で筋力をアップさせる．	・台の上を拭く． ・寝具を整える． ・髪をとかす．
14日以降	座位または立位で患側上肢の手を健側上肢の手で握って頭上に挙上する．	・食器を洗う． ・おにぎりを握る． ・洗濯物を干す． ・丸首のシャツを着脱できる． ・エプロンのひもを後ろで結ぶ． ・高い場所の物を取る． ・自分で背中が洗える．

患側は感染に非常に弱くなっています．日焼けやちょっとした傷がもとでリンパ浮腫が悪化することがあります．患側をずっと下げておくのもいけません．リンパマッサージは末梢から中枢に向けてあまり強くおこなわないようにします．

性生活は術前と同様におこなえますが，患者さんは消極的になってしまう場合が多いです．デリケートな問題であり，患者さんからは聞きにくいため，あらかじめ退院指導項目に入れておきます．また，妊娠により疾患が悪化したり，使用できない薬が出てきたりするので，医師の許可が出るまで避妊するように指導します．

退院後，定期受診日以外でも異常を感じたら受診するように指導します．

［乳癌の国家試験問題にチャレンジ！］

最初のページに出題した国家試験問題にチャレンジしてみましょう．
――――解けましたか？　それでは，解説を始めます．

［例題 7-1］
正答は選択肢 4．です．
1．ドレーンは水封式吸引装置に接続する．　→×
　乳癌術後のリンパ節郭清部のドレーンは，血腫や浸出液・リンパ液の排出目的で留置される予防的ドレナージで，通常は携帯式低圧持続吸引器で管理します．水封式では排液されません．
2．積極的な上肢回旋運動でドレーンからの排液を促す．　→×
　術後，抜糸が済んだら，段階をふんで上肢を動かすリハビリテーションをおこないます．抜糸が済むまでは，ゴムボールを握るなどの運動にとどめます．
3．ドレーン抜去時まで刺入部のガーゼ交換は行わない．　→×
　ドレーンが入っている場合は，ガーゼ上に血性または淡血性の浸出液がみられます．量によってガーゼを交換して，浸出液の状況をみます．
4．ドレーンを抜去した翌日から全身のシャワー浴は可能である．　→○
　通常，ドレーンは術後 7 日目に抜去し，同時に全抜糸もおこないます．したがって，翌日から，浸出液や創部の状況をみながらシャワー浴をすすめていきます．

［例題 7-2］
正答は選択肢 4．です．
1．使い捨てカイロを患側の腋窩にあてる．　→×
　患側上肢の浮腫やだるさは，腋窩リンパ節郭清によってリンパ液の流れが極端に悪くなるために起こります．温めることは適切ですが，直接腋窩に当ててしまうと皮膚の損傷を招くおそ

れがあります．
2. 患側上肢はなるべく動かさないようにする．　→×
　患側上肢を動かさないと，筋ポンプが働かないため浮腫は増強します．
3. 患側上肢のマッサージを中枢から末梢へ行う．　→×
　患側上肢にはリンパマッサージをおこなうことが効果的ですが，末梢から中枢に向けておこないます．
4. 患側上肢の静脈では抗癌薬の静脈内注射を行わない．　→○
　乳癌術後にリンパ節郭清をした場合は，リンパ液の環流が悪くなるために感染に対する抵抗力が低下します．そのため，患側上肢では，静脈注射だけでなく，他の注射や血圧測定なども禁忌となります．

[例題 7-3]
正答は選択肢 2．です．
1. 貸しビル業を続けることの苦痛　→×
　社会的苦痛（仕事上の問題）の内容は話していません．
2. 生きる目的を問うスピリチュアルな苦痛　→○
　化学療法から 1 年半後に転移が疑われて入院したことから，生きがいや生きる意味の喪失感，霊的（スピリチュアル）苦痛を感じている旨の言動が聞かれています．
3. 手術や化学療法を受けたことによる身体的な苦痛　→×
　手術，化学療法から 1 年半が経過していますが，今は身体的苦痛の訴えも聞かれていません．
4. 社会的な役割が果たせないことによる社会的な苦痛　→×
　選択肢 1．と同じです．

> **おわりに**
> 　いかがでしたか？　乳癌は母性を象徴する乳房に発生する癌として，女性にとってはとても怖いイメージのあるものです．しかし，早期に発見できれば 5 年生存率が極めて高い癌としても知られています．みなさんのご家族にもぜひ自己検診の仕方を教えてくださいね．女性であれば，決して縁遠い癌ではないのです．
> 　それでは，乳癌の類題にチャレンジしてみましょう．

実践力養成 乳癌の類題にチャレンジ！

[問題 7-1] 乳癌の自己診断のポイントについて誤っているのはどれか．【第83回】
1. 乳房の外側上部四分円の発生頻度が高い．
2. 自己診断実施時期は月経前後がよい．
3. 手を高挙すると皮膚にえくぼ様の陥凹が生じる．
4. 乳頭の位置が左右非対称である．

[問題 7-2] 乳癌について正しいのはどれか．【第104回】
1. 乳房の内側に多い．
2. 有痛性の腫瘤が特徴である．
3. エストロゲン補充療法を行う．
4. センチネルリンパ節生検により郭清する範囲を決める．

[問題 7-3] 定型的乳房切除術直後の観察で重要でないのはどれか．【第85回】
1. ドレーンからの排液量
2. 患側手指の知覚異常
3. 患側上肢の浮腫
4. 患側上肢の可動域

[問題 7-4] 乳房切除術直後の看護で適切でないのはどれか．【第87回】
1. 患側肩関節を外転位に保持する．
2. 患側上肢の圧迫を防止する．
3. 深呼吸を促す．
4. 患側の前腕を軽度挙上する．

[問題 7-5] 右乳癌のために胸筋温存乳房切除術と腋窩リンパ節郭清術を受けた患者．呼吸循環機能は安定しており，右腋窩部と乳房皮下とにドレーンが挿入されている．術後1日の看護で適切なのはどれか．【第102回】
1. 右側臥位を勧める．
2. 右肘関節の回内・回外運動を勧める．
3. 右上肢の中枢から末梢に向かってマッサージをする．
4. 右上肢の前方挙上は術後10日間行わないよう指導する．

[問題 7-6] 乳癌に対する乳房温存手術後の放射線治療を受ける患者への説明で正しいのはどれか．【第102回】
1. 放射線肺炎のリスクがある．
2. 対側の乳癌の予防が目的である．
3. 治療期間中はブラジャーの使用を避ける．
4. 治療期間中はマーキングした部位を洗わない．

解答と解説

[問題 7-1]
正答は選択肢 2. です.

1. 乳房の外側上部四分円の発生頻度が高い. →○
   乳癌の発生頻度は外側上部四分円が高いです.
2. 自己診断実施時期は月経前後がよい. →×
   月経前後は女性ホルモンによる影響を受けやすいので，月経開始 7〜10 日目頃が向いています.
3. 手を高挙すると皮膚にえくぼ様の陥凹が生じる. →○
   えくぼ症状とは，癌周囲に乳腺組織を集めて腫瘤の中心に台形をつくるように皮膚を持ち上げると，皮膚がひきつれる症状です.
4. 乳頭の位置が左右非対称である. →○
   乳頭の位置に左右差が生じます.

[問題 7-2]
正答は選択肢 4. です.

1. 乳房の内側に多い. →×
   乳癌の好発部位は外側上部が全体の約 50％ を占めています.
2. 有痛性の腫瘤が特徴である. →×
   乳癌の主訴の約 90％ は腫瘤ですが，ほとんどの場合は無痛性です.
3. エストロゲン補充療法を行う. →×
   乳癌はエストロゲンによって増殖が促進されます．よって，エストロゲンレベルを下げる治療（卵巣機能抑制剤，アロマターゼ阻害薬）や，エストロゲン受容体を拮抗させる治療（抗エストロゲン薬）などが必要です.
4. センチネルリンパ節生検により郭清する範囲を決める. →○
   腋窩リンパ節のなかで，乳癌細胞が経由するリンパ液が最初に到達するリンパ節をセンチネルリンパ節といいます．近年では，むやみにリンパ節郭清を実施することはせず，センチネルリンパ節生検を実施してから切除範囲を限定します.

[問題 7-3]
正答は選択肢 4. です.

1. ドレーンからの排液量 →○
   経時的にドレーンからの排液量をチェックします.
2. 患側手指の知覚異常 →○
   患側手指の知覚異常を観察し，機能障害・循環障害の有無を確認します.
3. 患側上肢の浮腫 →○
   リンパ性浮腫を生じやすいので，観察が重要です.
4. 患側上肢の可動域 →×
   手術直後は患肢を動かさないようにします．可動域を確認することは不適切です.

[問題 7-4]
正答は選択肢 1. です.
1. 患側肩関節を外転位に保持する. →×
外転位にすると胸部が伸展され，創部の安静が保てません．腋窩部は三角巾で固定します．
2. 患側上肢の圧迫を防止する. →○
患側上肢の圧迫を防止し，浮腫・しびれなどの予防に努めます．
3. 深呼吸を促す. →○
呼吸器合併症の予防のために深呼吸を促します．
4. 患側の前腕を軽度挙上する. →○
患側肢であっても，手指・前腕・肘関節の運動などは積極的に促していきます．

[問題 7-5]
正答は選択肢 2. です.
1. 右側臥位を勧める. →×
術後，麻酔から覚醒後はセミファウラー位です．患側上肢を圧迫すると，皮膚にたるみができて瘢痕化するため，のちに上肢の挙上を妨げる可能性が高くなります．また，患側上肢はリンパの流れが遮断されて浮腫を生じやすいので，枕を用いるなどして心臓より高い位置に保持します．
2. 右肘関節の回内・回外運動を勧める. →○
患側も術後早期からリハビリをおこなうことが望ましいです．術後1日では肘関節の回内・回外運動は適しています．
3. 右上肢の中枢から末梢に向かってマッサージをする. →×
末梢から中枢に向かってマッサージをします．
4. 右上肢の前方挙上は術後10日間行わないよう指導する. →×
患肢はできるかぎり心臓よりも高い位置に保持します．浮腫が生じると上肢の神経が圧迫され，しびれや知覚障害が起こります．

[問題 7-6]
正答は選択肢 1. です.
1. 放射線肺炎のリスクがある. →○
現在は照射野を限局することができるため，発症は少ないですが，放射線肺炎を起こすことがあります．
2. 対側の乳癌の予防が目的である. →×
リンパの走行から対側に転移することは考えにくいです．肺や肝臓への転移を予防することが目的です．
3. 治療期間中はブラジャーの使用を避ける. →×
ブラジャーの使用を避ける必要はなく，締めつけすぎないもの選択します．
4. 治療期間中はマーキングした部位を洗わない. →×
マーキング部位は，消えないようにやさしく洗います．

Chapter 8　川崎病

例題　　　　　　　　　　　　　　　　　　　　第101回看護師国家試験問題

次の文を読み［例題8-1］［例題8-2］［例題8-3］に答えよ．

Aちゃん（2歳10カ月）は，両親と生後3カ月の妹と4人で暮らしている．Aちゃんは，6日前に発熱および不定形の発疹が腹部と背部とに出現した．解熱薬の使用によって，体温は一時的に低下したが，再び上昇したので受診した．受診時，口唇の充血と乾燥とが著明で，眼球結膜の充血と四肢の硬性浮腫とがみられた．受診時の血液検査の結果は，CRP15.7mg/dL，AST〈GOT〉22IU/L，ALT〈GPT〉54 IU/Lであった．Aちゃんは川崎病（Kawasaki disease）と診断され，入院した．アスピリンの内服とγ-グロブリンの点滴静脈内注射とが開始された．

［例題8-1］入院時のAちゃんへの看護で適切なのはどれか．
1. 歩行を禁止する．
2. 高エネルギー食とする．
3. 弾性包帯で下肢を圧迫する．
4. アナフィラキシー様症状に注意する．

［例題8-2］Aちゃんは妹の誕生後，母親からなかなか離れないことが多くなっていたという．最近は，妹のおもちゃを取り上げ，注意されるとすねて返さないことがあった．Aちゃんは排尿は自立していたが，入院後は失敗することが多くなった．Aちゃんのアセスメントで適切なのはどれか．
1. 退行現象がみられる．
2. 自我同一性が確立している．
3. アタッチメントの形成が不良である．
4. 感情をコントロールする能力の発達が遅れている．

［例題8-3］心エコー検査で冠状動脈瘤（coronary artery aneurysm）が発見されたが，Aちゃんは元気にしており，退院することになった．Aちゃんの家族への退院指導で適切なのはどれか．
1. 走らせない．
2. 塩分摂取を制限する．
3. 激しく泣かせない．
4. 予防接種は退院後6カ月以降に行う．

（解答・解説はp139）

> **川崎病と国試問題**
> 　川崎病の患者数は年々増加していて，2015（平成27）年に1万5,000人を越えました．発症のピークは0～1歳で，多くは4歳以下の子どもであるため，小児領域の問題として出題されます．川崎病にかかった子どものみを看護するのではなく，子どもを取り巻く環境（家族）も看護の対象となりますから，小児看護の特徴をふまえた状況設定問題として出題されやすい疾患です．

川崎病の理解と看護

　子ども，それも乳幼児に発熱，発疹の症状が出たときにまず考えるのは，麻疹，風疹などの感染症ですが，同じように思い浮かべてもらいたい疾患が川崎病です．川崎病の正式名称は「小児急性熱性皮膚粘膜リンパ節症候群」といいます．川崎富作先生が発見されたので「川崎病」とよばれています．川崎病は全身の動脈に異常をきたす疾患で，とくに冠状動脈が侵されやすいので，冠動脈瘤を予防するために，早期に診断し治療することが必要となります．したがって，看護師にも症状，治療，看護の知識が求められます．時期によってさまざまな症状がみられますが，その特徴を覚えることで，早期診断→早期治療→合併症の予防とつながります．

　また，川崎病は原因不明の疾患で，小児慢性特定疾患にも指定されています．死亡率は0.05％以下ですが，原因不明の疾患と聞いただけで，両親のショックは大変なものになるでしょう．そこで，皆さんがしっかりした知識を身につけ，より良い看護を提供できるように学んでいきましょう．

川崎病の原因・誘因

　川崎病はアジアの各国で発症しており，年々増加傾向にあります．好発年齢は4歳以下の子どもで，1歳前後の発症が最も多いという特徴があります．女児より男児に多くみられ，その数は約1.5倍です．

　川崎病の原因はまだ不明ですが，ウイルスや細菌感染をきっかけに，全身の中小の血管が過敏反応を起こし，血管に炎症が起こるのではないかと考えられています．

川崎病の症状

主要症状

　急性期には，6つの特徴的な症状があり，そのうち5つ以上の症状が該当すると川崎病と診断されます（図8-1，2）．また，4つの症状しかみられなくても，経過中に冠動脈瘤が確認され，他の疾患が否定されれば診断されます．

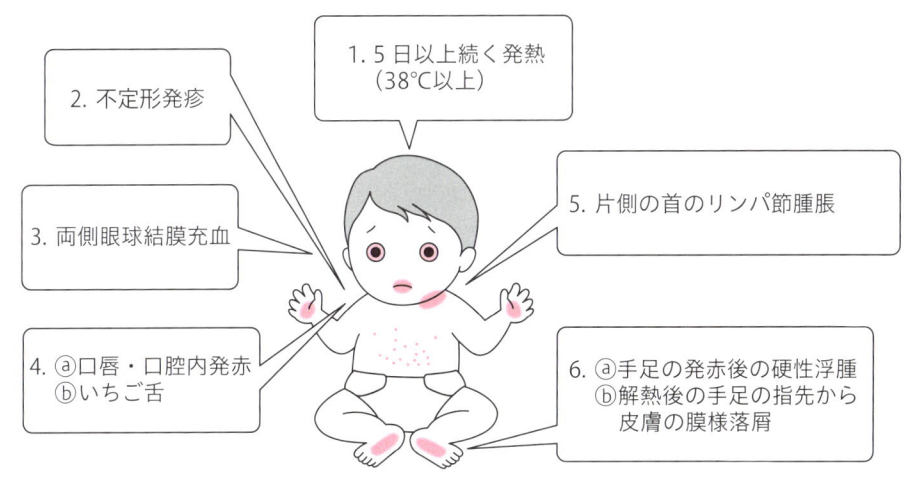

図 8-1　川崎病の主要症状

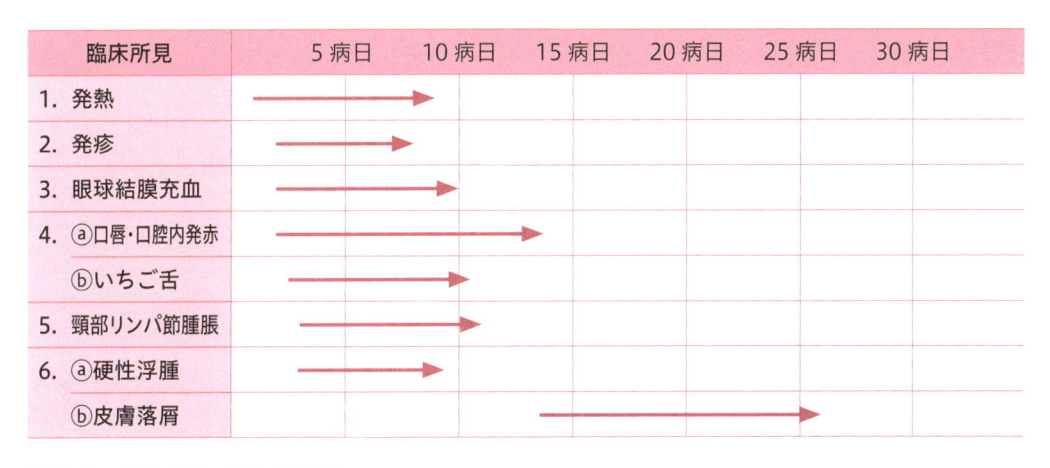

1. 5日以上続く発熱（38℃以上）
2. 不定形発疹
3. 両側眼球結膜充血
4. ⓐ口唇・口腔内発赤　ⓑいちご舌
5. 片側の首のリンパ節腫脹
6. ⓐ手足の発赤後の硬性浮腫　ⓑ解熱後の手足の指先から皮膚の膜様落屑

臨床所見	5病日	10病日	15病日	20病日	25病日	30病日
1. 発熱	→					
2. 発疹	→					
3. 眼球結膜充血	→					
4. ⓐ口唇・口腔内発赤	→					
ⓑいちご舌	→					
5. 頸部リンパ節腫脹	→					
6. ⓐ硬性浮腫	→					
ⓑ皮膚落屑			→			

図 8-2　主要症状の平均的経過

心血管系合併症（冠動脈障害）

急性期に冠動脈が炎症を起こすと，
① 1〜2週間で炎症がおさまる場合
② 血管に軽度の拡張があるも瘤（こぶ）がない場合
③ 瘤をつくってしまう場合（発症後12日頃）
の3つの状態に至ります．

感染症などを引き金とする過敏反応（サイトカイン異常高値）によって血管が炎症を起こし，血管壁が脆弱化したところが瘤になります．心臓の重要な栄養血管にできた瘤を冠動脈瘤といいます．その瘤は，その後消失する場合と，そのまま瘤が残ってしまう場合があります．瘤は，全身の血管に起こりえますが，冠動脈の起始部の近くや，左冠動脈の前下行枝と回旋枝の枝分れの部分にできやすいのが特徴です．その瘤がそのまま残ってしまうと，それが原因で冠動

135

がつまり，狭心症や心筋梗塞を起こしてしまう可能性があります．川崎病の後遺症は冠動脈瘤のみで，川崎病全体の約10％にみられます．

その他の症状

主要症状がみられなくても，他の疾患が否定され，川崎病が疑われる不全型川崎病の症例が全体の15〜20％にみられます．主要症状が揃わなくても，決して軽症ではなく，心血管系合併症（冠動脈障害）も少なくないのが実情です．

主要症状以外には，BCG接種部位の発赤，腹部膨満，関節痛，下痢などがみられることがあります．また，血液データでは，白血球増多，CRPの上昇，赤沈の亢進，AST・ALTの上昇，ナトリウム・アルブミンの低下がみられます．

予後

冠動脈障害を合併しなかった場合の予後は良好です．冠動脈瘤を合併した場合，心筋虚血の状態にもよりますが，死亡する率は約0.05％，2,000人に1人の割合となります．

川崎病の検査と診断

川崎病を診断するには，前述した主要症状を確認する他，採血，心エコーを実施します．また，この疾患には急性期の症状と後遺症があることに注意が必要です．

川崎病の治療

川崎病の治療は，冠動脈瘤の発生を予防するため，強い炎症反応を可能なかぎり早期に抑えることを目標とします．そのために，γグロブリン大量療法がおこなわれます．それでも十分な効果がみられない場合は，追加のγグロブリン投与，ステロイドパルス療法，ウリナスタチンの投与，血漿交換療法などがおこなわれます．

また，アスピリン経口投与もおこなわれます．急性期には抗炎症効果を目的として，それ以降は血小板凝集抑制効果を目的として，用量を変更しながら使用されます．

冠動脈瘤を合併した場合は，症状に合わせて抗凝固療法も必要になり，さらに心筋虚血が進行した場合は，外科的なバイパス術も必要になる場合もあります．

川崎病の看護

急性期の看護

合併症・後遺症の早期発見
・バイタルサインの確認（とくに聴診による不整脈の確認）
・心電図のモニタリング
・心エコーの検査所見

- 胸部 X 線写真
- 血液検査の結果
- 激しい啼泣，嘔吐，胸痛，機嫌などに注意
- 安静保持（体力消耗の予防），必要以上に啼泣させない
- 全身状態の観察

確実な与薬

- γグロブリン大量療法　γグロブリン（免疫グロブリン）は血液製剤ですから静脈内から投与します．投与中は，悪寒，血圧低下などの副作用に注意します．また，Ⅰ型アレルギーであるアナフィラキシー反応を起こすことがあるので注意が必要です．
- アスピリン与薬　前述の目的で経口与薬されます．そのため，内服中は肝機能障害や出血傾向に注意が必要です．口唇や口腔内が充血して亀裂や出血の症状がある場合は苦痛を伴うため，口腔の刺激を最小限にした服薬方法を考えていきます．

皮膚・粘膜の清潔と保護

- 口唇　口唇を保湿・保護し，発赤・亀裂による出血を予防するためにワセリン軟膏を塗布します．
- 口腔内粘膜　びまん性に発赤しますが，水疱やアフタなどは生じません．傷つきやすくなっているため柔らかめの歯ブラシを使い，食後の含嗽などで口腔の清潔を保ちます．
- 皮膚　とくに乳児期は新陳代謝が活発であるうえに，発熱による発汗もみられるので，全身の清潔保持に努めます．解熱，CRP の低下，心臓の異常の有無などの状態によって入浴が許可されますが，それまでは殿部浴を取り入れた清拭をおこなっていきます．BCG の接種部位は限局して赤くなり，時には化膿することや，かさぶたができることがあるため，感染予防に努めることも必要となります．

発熱・脱水への対応

　川崎病の発熱には，解熱薬が有効ではない場合が多く，効果的に解熱するためには寝衣・寝具・室温の環境を調整します．氷枕を嫌がる場合には，無理に使用する必要はありません．

　発熱により不感蒸泄が増えること，口唇・口腔粘膜の亀裂やびまん性発赤，いちご舌などで食欲が低下することにより，脱水になりやすい状態です．脱水予防のために輸液療法がおこなわれます．この時期は食事の制限がないため，経口摂取できる場合は，口唇・口腔の状態や子どもの嗜好に合わせた柔らかい食べ物を準備します．輸液療法中には無理にすすめる必要はなく，輸液管理をしっかりとおこないましょう．

苦痛の軽減

　さまざまな検査・処置・治療が続くことにより，子どもは恐怖を感じたり，発熱や痛みなどの身体的苦痛が生じ，不機嫌になったりすることが多くなります．恐怖に対しては，子どもの発達に応じた説明をして納得してもらったり，検査・処置については，家族が付き添える環境を整えたりします．

　入院すること自体が子どもを不安にします．また，硬性浮腫による指の運動制限やベッド上安静は，子どもの自由な活動を奪ってしまいます．入院生活に早く適応し，安静が保たれるように，子どもの好きな遊びや，ストレスに対する反応，子どもの生活パターンなどの情報を収

集しておき，面会や付き添いによる子どもの安心材料を確保し，積極的なコミュニケーションや遊びを工夫していきます．

回復期の看護

心血管系合併症の対応

冠動脈瘤が残ってしまうと，心筋梗塞を発症し，まれに突然死する可能性があります．発作は安静時や睡眠時に多く，ショック，嘔吐，胸痛などの症状がみられます．しかし，乳児には特徴的な症状がみられない場合もあります．そのため，心エコーや心電図の経過，不整脈の有無を定期的に観察していきます．

皮膚剥離部位（手足の膜様落屑）の保護

発病から15日くらい経過し解熱した頃，指先の爪と皮膚の境目に亀裂ができ，皮がむけはじめます（膜様落屑）．手のひらや足裏全体の広い範囲で落屑することがありますが，それ以上むけることはありません．子どもの場合，気になって自分でむいてしまうことがないように気をつけます．これには感染予防の目的があります．その他，感染予防として，爪を短く切り，手指の清潔に努め，必要時は手袋などで保護します．

家族への看護

急性期

疾患の原因がわからないことでショックを受けていることが多いため，家族の思いを引き出し，傾聴することが重要となります．また，親の責任ではないことも伝え，子どもの精神的安定のためにも，家族に治療・処置・ケアの目的や今後の大まかな経過などを説明し，家族と一緒にできることを考えていきます．

回復期

解熱して，口唇・口腔内粘膜の乾燥・亀裂，目の充血，口唇の発赤が消失し，手の指先からの膜様落屑がみられることが回復期に入った目安です．退院後の生活に向けて，次のことを指導しましょう．

① 心血管系合併症（冠動脈障害）の有無に関わらず，心エコー，心電図，胸部X線など，長期間にわたり定期健診が必要になる．
② 心血管系合併症（冠動脈障害）がない場合は，運動制限はない．
③ 冠動脈瘤による心筋虚血がある場合は，食事療法・運動制限がなされることがある．
④ 心血管系合併症（冠動脈障害）がある場合，アスピリンの内服が継続となる．アスピリンの内服を自己判断でやめてはいけない．
⑤ 症状がない場合にも，外来受診をやめてはいけない．
⑥ 予防接種を受ける際は，必ず主治医に相談する（生ワクチンと不活化ワクチンによって接種時期が異なるため）．

ただし，心血管系合併症（冠動脈障害）がある場合でも，不必要な制限がおこなわれないように症状の経過や子どもの成長に合わせて，心身両面からサポートできる環境を家族，保育所，学校関係者と連携をとりながら整えていくことが必要となります．最後にこの疾患の治療には

「小児慢性特定疾患医療給付」が適用されることも説明しましょう．

［　川崎病の国家試験問題にチャレンジ！　］

最初のページに出題した国家試験問題にチャレンジしてみましょう．
―――――解けましたか？　それでは，解説を始めます．

....

　Aちゃんには6日前に，発熱および不定形の発疹が腹部と背部に出現し，口唇の充血と乾燥が著明，眼球結膜の充血と四肢の硬性浮腫がみられたようです．また，血液検査の結果ではCRP，AST，ALTが上昇しています．これは，典型的な川崎病の症状だといえます．

［例題 8-1］
　正答は選択肢 4．です．
1．歩行を禁止する．　→×
　Aちゃんは急性期でまだ発熱している可能性が考えられます．急性期の看護の目的には，体力の消耗を予防することがあります．そのため，激しい運動は控えてもらいますが，歩行を禁止する必要はありません．
2．高エネルギー食とする．　→×
　現時点では食事制限はありません．それよりも，口唇・口腔内の状況に合った食事内容にすることが必要です．
3．弾性包帯で下肢を圧迫する．　→×
　硬性浮腫がみられますが，弾性包帯を巻いて圧迫する必要はありません．皮膚の状態を観察していきます．
4．アナフィラキシー様症状に注意する．　→○
　γグロブリンは血液製剤の免疫グロブリンのため，Ⅰ型アレルギーであるアナフィラキシー反応を起こす危険性に注意する必要があります．

....

［例題 8-2］
　正答は選択肢 1．です．
1．退行現象がみられる．　→○
　入院前のAちゃんは排尿自立していたのに，入院後は失敗するようになりました．環境が変化することによって赤ちゃん返りしてしまうことを退行現象といいます．Aちゃんのアセスメントで適切なのは退行現象です．
2．自我同一性が確立している．　→×

自我同一性（アイデンティティ）は青年期にみられる特徴です．
3．アタッチメントの形成が不良である．　→×
　アタッチメントとは愛着形成のことで，母親から離れないということから愛着は形成されていると考えられます．
4．感情をコントロールする能力の発達が遅れている．　→×
　感情が分化する（大人と同じ感情をもてる）のは5歳頃です．よって，Aちゃんの能力が遅れているとは判断できません．

......

［例題8-3］
　正答は選択肢4．です．
1．走らせない．　→×
　冠動脈瘤があっても運動制限は心筋虚血の状況で判断します．今のAちゃんの状況で運動を制限する必要はありません．
2．塩分摂取を制限する．　→×
　選択肢1．と同様にAちゃんの状況では塩分制限はありません．
3．激しく泣かせない．　→×
　冠動脈瘤があってもAちゃんは元気にしているため，啼泣させても何も問題ありません．
4．予防接種は退院後6カ月以降に行う．　→○
　治療でγグロブリン（免疫グロブリン）を使用したため，予防接種の生ワクチンは6〜8カ月，不活化ワクチンは6カ月の間隔をあけて接種します．

> **おわりに**
> 　いかがでしたか？　子どもの疾患は，ご両親も重要な看護の対象者です．とくに川崎病は原因不明の疾患ですので，ご両親の不安が倍増します．退院後も冠動脈瘤のフォローが必要になりますから，不安が解消されることはありません．病棟と外来の連携をしっかりとりながら，子どもやご両親に頼られるような看護師になってください．

実践力養成 川崎病の類題にチャレンジ！

次の文を読み［問題 8-1］［問題 8-2］［問題 8-3］に答えよ．【第 95 回】
　1 歳 6 カ月の女児．父親と専業主婦の母親との 3 人家族である．6 日前から発熱と左頸部リンパ節腫脹があり，近医を受診していた．熱が下がらず，体幹に発疹が出現し眼球結膜の充血，いちご舌があり，紹介されて入院した．入院時，体温 39.5℃，呼吸数 32/分，心拍数 145/分．川崎病と診断された．

［問題 8-1］入院当日，女児は機嫌が悪く泣いており，母親が帰宅しようとすると，さらに激しく泣き叫んだ．このときの対応で最も適切なのはどれか．
　1．母親に面会を延長してもらう．
　2．お気に入りの毛布を持ってきてもらう．
　3．身体を使った遊びや散歩に誘う．
　4．他児のおもちゃを借りる．

［問題 8-2］血液検査の結果，白血球 15,000/μL，血小板 45 万/μL，CRP4.8mg/dL であり，γグロブリン製剤の点滴静脈内注射が開始された．開始 10 分後に女児は腹部をかきはじめ，喘鳴と口唇のチアノーゼが出現した．女児に起こっているのはどれか．
　1．アレルギー反応
　2．けいれん発作
　3．心筋梗塞
　4．クループ

［問題 8-3］病日 17 日の心エコー検査で軽度の冠状動脈瘤の形成が認められた．主治医からの検査結果の説明後，母親は児の将来を悲観し泣きじゃくっている．対応で最も優先されるのはどれか．
　1．川崎病のパンフレットを渡す．
　2．父親と連絡を取るように勧める．
　3．母親からじっくり話を聞く．
　4．川崎病の親の会を紹介する．

次の文を読み［問題 8-4］［問題 8-5］［問題 8-6］に答えよ．【第 91 回】
　2 歳の男児．発熱 5 日で紹介されて入院した．近くの小児科医院で 3 日前から抗菌薬を処方され服用している．昨日から眼球結膜の充血，口唇の発赤と亀裂があり，入院時には体幹の発疹と手足の浮腫が認められた．医師から両親へ川崎病（MCLS）との診断名が告げられた．

［問題 8-4］入院直後の看護で適切なのはどれか．
　1．発熱にはその都度，解熱薬を使用する．

2. 心臓への負担を考え体動を制限する．
3. 小枕を用いて四肢の位置を高くする．
4. 食事は食べられるものを食べさせる．

[問題 8-5] 血液検査の結果，白血球 12,600/mm³，血小板 320,000/mm³，CRP6.8mg/dL であり，γグロブリン製剤の点滴静脈内注射が開始された．開始 5 分後にナースコールで母親が「子どもの顔色が悪く震えている」と訴えてきたので，看護婦が訪室した．対応で適切なのはどれか．
1. 「熱の上がり際の悪寒でしょうから様子をみてください」と伝える．
2. 直ちに点滴静脈内注射を中止する．
3. 母親に熱性けいれんの既往を確認する．
4. 「担当医師を探しますので少しお待ちください」と伝える．

[問題 8-6] 入院翌日に心エコー検査を受けることになった．機嫌が悪く，母親に抱かれていないと激しく泣く．母親への説明で適切なのはどれか．
1. 「泣かせたままでも大まかに検査できればよいですよ」
2. 「鎮静剤で眠ってから検査することになるでしょう」
3. 「1 週後の機嫌のよくなるころにしてもらいましょう」
4. 「今朝の心電図モニター上異常がないので中止になるでしょう」

次の文を読み［問題 8-7］［問題 8-8］［問題 8-9］に答えよ．【第 86 回】
6 カ月の乳児．数日前から，鼻汁，咳，発熱などの風邪症状があり，一昨日から 39℃台の高熱となった．近医で処方された抗菌薬や解熱薬を使っても効果は全くなく，目の充血，不定形発疹も現れたので来院し，川崎病の疑いで入院した．体温 39.2℃，呼吸数 40/分，脈拍数 142/分，血圧 96/48mmHg．

[問題 8-7] 入院時の症状の観察で優先度が低いのはどれか．
1. 頸部リンパ節腫脹
2. 手指の紅斑
3. 口唇の発赤
4. 出血斑

[問題 8-8] 検査の結果，川崎病と診断された．急性期の看護で適切なのはどれか．
1. 体温は 36℃台に維持する．
2. 泣いたらすぐ抱くようにする．
3. 哺乳を禁止する．
4. 発疹に副腎皮質ステロイド軟膏を塗る．

[問題 8-9] アスピリン療法で症状が改善した．退院後も持続してアスピリンを内服する理由で誤っているのはどれか．
1. 発熱予防

2. 血液凝固予防
3. 冠動脈瘤予防
4. 血管炎予防

解答と解説

[問題8-1]
正答は選択肢1．です．
1. 母親に面会を延長してもらう．　→○
　1歳6カ月は分離不安の強い時期です．また，入院は子どもにとってストレスであるため，母親に面会を延長してもらうのが良い方法だと考えられます．また，母親にとっても，激しく泣いている子どもを置いては安心して帰れません．
2. お気に入りの毛布を持ってきてもらう．　→×
　激しく泣いている子どもに現時点で最も必要なものは母親の存在です．
3. 身体を使った遊びや散歩に誘う．　→×
　高熱で入院した状況ですから，安静にする必要があります．
4. 他児のおもちゃを借りる．　→×
　子どもの状況から考えると，感染予防のためにも，他児のおもちゃで遊ばせるのはやめたほうよいです．

[問題8-2]
正答は選択肢1．です．
1. アレルギー反応　→○
　γグロブリン製剤の点滴静脈内注射が開始された10分後に掻痒感，喘鳴と口唇のチアノーゼが出現していることから，Ⅰ型アレルギーのアナフィラキシー反応と考えられます．
2. けいれん発作　→×
　けいれんの症状の記載はありませんし，けいれん発作では意識消失を伴います．
3. 心筋梗塞　→×
　冠動脈瘤の後遺症として，心筋梗塞をまれに起こすことがあります．しかし，まだ冠動脈瘤ができる時期ではないため，考えにくい状況です．
4. クループ　→×
　クループとは，急性喉頭炎にみられる発熱，喘鳴，嗄声，犬吠様咳嗽，呼吸困難です．とくに呼吸困難が著明にみられますが，この場合は，点滴開始後の喘鳴，チアノーゼ症状の出現があることから，アレルギー反応と考えられます．

[問題8-3]
正答は選択肢3．です．
1. 川崎病のパンフレットを渡す．　→×
　母親が悲観し，泣きじゃくっているときに，パンフレットを渡しても効果はありません．
2. 父親と連絡を取るように勧める．　→×
　今の状況で父親に連絡しても，父親の混乱も招きかねません．看護師として母親へのかかわりも大切なケアです．

143

3. 母親からじっくり話を聞く． →○
   まずは母親の気持ちを聞き，思いを共感し，気持ちを落ち着かせることが最優先となります．
4. 川崎病の親の会を紹介する． →×
   両親が児の疾患を受け入れたときに紹介するのが良い時期だと思われます．

[問題 8-4]
正答は選択肢 4. です．

1. 発熱にはその都度，解熱薬を使用する． →×
   解熱薬は川崎病に有効ではありません．
2. 心臓への負担を考え体動を制限する． →×
   冠動脈炎は発症後 6〜10 日頃に始まり，動脈瘤は 12 日頃からみられます．よって，まだ動脈瘤の発症時期ではないため，安静制限の必要はありません．
3. 小枕を用いて四肢の位置を高くする． →×
   川崎病の症状に，四肢の硬性浮腫がみとめられますが，この子どもの手足の浮腫も硬性浮腫だと考えられます．ただし，硬性浮腫は下肢挙上しても改善しません．
4. 食事は食べられるものを食べさせる． →○
   発熱が持続しており，口唇には発赤と亀裂がみられるため，食事摂取が難しいと考えられます．また，心筋虚血が認められない場合は食事制限がないため，食べられるものを食べさせましょう．

[問題 8-5]
正答は選択肢 2. です．

1. 「熱の上がり際の悪寒でしょうから様子をみてください」と伝える． →×
   γグロブリン製剤の点滴静脈内注射が開始された 5 分後に症状が出現していることから，I 型アレルギーのアナフィラキシー反応と考えられます．
2. 直ちに点滴静脈内注射を中止する． →○
   I 型アレルギーのアナフィラキシー反応と考えられるため，点滴を即中止し，医師に報告します．
3. 母親に熱性けいれんの既往を確認する． →×
   γグロブリン製剤の点滴静脈内注射が開始された後の震えのため，けいれんは考えにくいです．
4. 「担当医師を探しますので少しお待ちください」と伝える． →×
   I 型アレルギーのアナフィラキシー反応を起こしているため，まずは点滴を中止します．その後に医師に報告します．

[問題 8-6]
正答は選択肢 2. です．

1. 「泣かせたままでも大まかに検査できればよいですよ」 →×
   心エコーによる冠動脈瘤の有無の診断は，今後の治療や予後にとても重要な所見です．大まかに診断すると，冠動脈瘤を見過ごしてしまうおそれがあります．
2. 「鎮静剤で眠ってから検査することになるでしょう」 →○
   冠動脈瘤の有無はとても重要な所見ですから，2 歳児で，母親に抱っこされないと泣いてしまうならば，鎮静剤を使用し，眠らせてから検査するのが通常です．
3. 「1 週後の機嫌のよくなるころにしてもらいましょう」 →×
   心筋梗塞の発作を起こしてしまう可能性があるため，むやみやたらと検査を先送りすることはでき

ません．また，1週間後の検査のときに泣かないで検査ができる可能性は低いです．
4．「今朝の心電図モニター上異常がないので中止になるでしょう」　→×
　冠動脈瘤のみでは，心電図モニターには異常として現れません．そのため，予定どおり心エコーはおこないます．

[問題 8-7]
正答は選択肢 4．です．
　川崎病の症状で出血斑はみられません．頸部リンパ節腫脹，手指の紅斑，口唇の発赤は川崎病の症状です．

[問題 8-8]
正答は選択肢 2．です．
1．体温は 36℃台に維持する．　→×
　急性期の発熱に対して抗菌薬や解熱薬は効果がないことが多く，体温を 36℃台に維持することは難しいと思われます．
2．泣いたらすぐ抱くようにする．　→○
　急性期の目標は，体力消耗を避けることとなります．啼泣によって体力消耗してしまうため，すぐに抱っこします．
3．哺乳を禁止する．　→×
　急性期の食事制限や哺乳制限はありません．
4．発疹に副腎皮質ステロイド軟膏を塗る．　→×
　川崎病による発疹は自然に消失するため，副腎皮質ステロイド軟膏は使用しません．

[問題 8-9]
正答は選択肢 1．です．
　アスピリンには抗炎症作用，抗凝固作用があり，冠動脈瘤を予防する目的で用います．

Chapter 9　白血病

例題
第93回看護師国家試験問題

次の文を読み［例題9-1］［例題9-2］［例題9-3］に答えよ．

34歳の女性．1カ月前から倦怠感が徐々に強くなり，時々眩暈もあった．5日前から38℃以上の発熱が続き，倦怠感と歩行時のふらつきがあり受診した．血液検査および骨髄穿刺検査の結果，急性骨髄性白血病と診断された．診断名と化学療法の必要性が説明され，患者は急な入院に動揺しながらも治療に同意した．中心静脈栄養（IVH）カテーテルが挿入され，寛解導入療法が開始された．

[例題9-1] 治療開始前に把握しておく項目で優先度が高いのはどれか．
1. 月経予定日
2. 予防接種歴
3. ステロイド使用歴
4. 平衡感覚

[例題9-2] 化学療法開始から1週後，白血球1,200/μL，血小板4.5万/μL，体温36.6℃，胸部エックス線写真上に異常陰影はない．今後予測される状況で正しいのはどれか．
1. 出血の危険性は低い．
2. 脱毛が起こる可能性は低い．
3. 感染症が発症する危険性は高い．
4. 移植片対宿主病（GVHD）が起こる危険性は高い．

[例題9-3] 看護師が訪室すると「うがいをすると口の中がしみて痛い．体は相変わらずだるいし食欲もない．食べてないし，歩いてないのでますます弱ってしまう」と言う．このときの患者への説明内容で適切なのはどれか．
1. 嘔気が強ければ無理して食べなくてもよい．
2. 化学療法が終了したら副作用は消失する．
3. 院内の売店へは行ってよい．
4. 倦怠感が強ければ含嗽はしなくてよい．

（解答・解説はp161）

白血病と国試問題

白血病の問題は，2015（平成27）年度までの16年間で一般問題5問，状況設定問題8事例（24問）が出題されています．とくに状況設定問題での出題が顕著で，実に2年に1度のペースで出題されています．白血病は腫瘍型疾患（いわゆる癌）のなかでは比較的全年齢に患者さんがいます．成人分野だけでなく小児の分野でも出題されるので，実際の罹患率に比べて出題率が高くなる傾向があります．

白血病の問題を解くための基礎知識

血液成分と血球生成

私たちの血液は，約半分の液体成分（血漿55〜60％）と残り約半分の細胞成分（血球40〜45％）で構成されています．このうち血球は，赤血球，白血球，血小板で構成され，白血球はさらに，顆粒球，リンパ球，単球に分かれます．これらの血球はすべて骨髄の多能性幹細胞（造血幹細胞）から段階的に分化してできたものです（図9-1）．多能性幹細胞は，はじめの段階で大きく骨髄系幹細胞とリンパ系幹細胞の2系統に分化します．骨髄系幹細胞からは顆粒球（好中球，好酸球，好塩基球）や単球，赤血球，血小板に分化します．リンパ系幹細胞からはT細胞，B細胞，NK細胞に分化します．このどちらの系統の幹細胞が腫瘍化するかによって，白血病は分類されています．

白血病の理解と看護

それでは，今回のメインテーマ「白血病」のお話を進めましょう．

白血病の原因・誘因と分類

白血病はよく「血液の癌」とよばれます．先ほど血球がつくられる過程を説明しましたが，この過程のどこかで造血幹細胞が腫瘍化した状態が白血病です．この腫瘍化した細胞を白血病細胞といいます．白血病細胞は骨髄を占拠するまで増殖し，造血が障害されて正常な血球が減少してしまいます．そのため，白血病では貧血（赤血球の減少による），免疫力の低下（正常な白血球の減少による），そして出血傾向（血小板の減少による）などの症状が現れます．

白血病は，造血に関わる骨髄系幹細胞とリンパ系幹細胞の2系統のうち，どちらの系統が

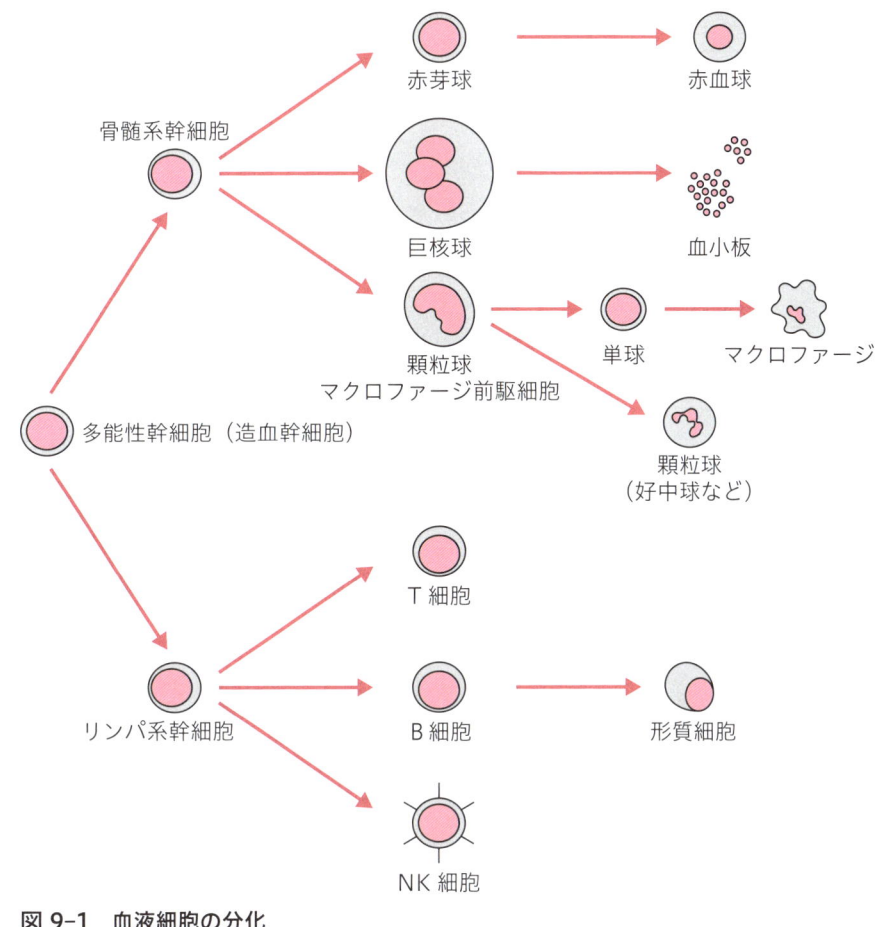

図 9-1　血液細胞の分化

腫瘍化するかで骨髄性白血病，リンパ性白血病に分けられます．また，病態の違いによって，急性白血病と慢性白血病に分けられます．つまり，急性骨髄性白血病（AML），急性リンパ性白血病（ALL），慢性骨髄性白血病（CML），慢性リンパ性白血病（CLL）に分類されます．また，白血病の症状はそのタイプによって大きく異なります．

急性白血病

急性白血病の病態

　急性白血病は，未分化な造血幹細胞（幼若細胞）が腫瘍化して骨髄の中で増殖する疾患です（**図 9-2**）．骨髄は白血病細胞に占領されるために，正常な造血ができなくなってしまいます．また骨髄，末梢血などの造血系の臓器にとどまらずに，全身のさまざまな臓器に白血病細胞が浸潤します．早急に治療をおこなわないと致命的になる疾患です．

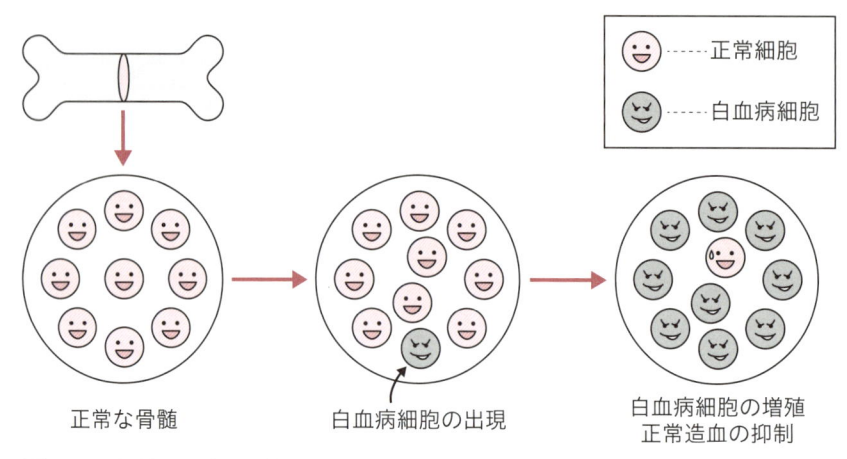

図 9-2　急性白血病の病態

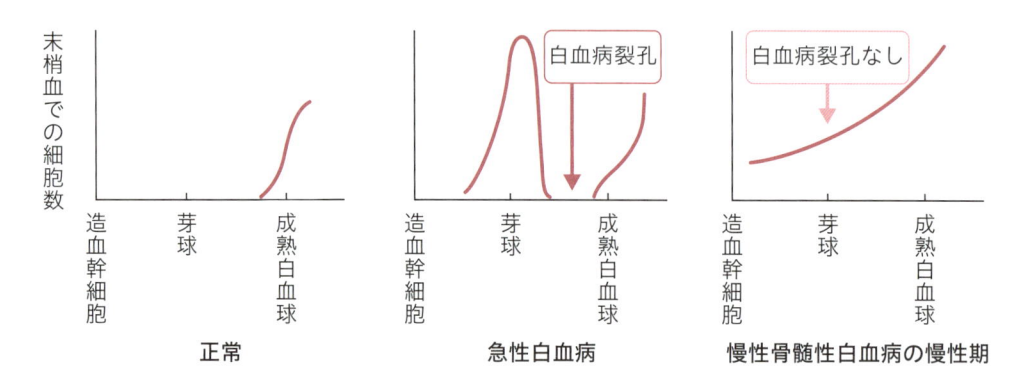

図 9-3　急性白血病にみられる白血病裂孔

急性白血病の検査と診断

血液検査

　赤血球の減少による貧血や血小板の減少による出血傾向が生じます．白血球は減少している場合と増加している場合があります．しかし増加している場合でも，それは正常な白血球ではなく白血病細胞です．末梢血では幼若な白血病細胞と，残存する成熟好中球の中間がみられない白血病裂孔を認めます（**図 9-3**）．

骨髄検査

　白血病の本体は骨髄にあるので，より正確に診断することができることから骨髄検査をおこないます．腸骨や胸骨に生検針を穿刺して骨髄液を吸引したり（骨髄穿刺），造血組織を直接採取したり（骨髄生検）します（**図 9-4**）．血液検査に比べて患者さんの負担は大きくなりますが，診断から治療の過程で，患者さんはこの骨髄検査を何度も受けることになります．胸骨，腸骨いずれに穿刺するにしても苦痛と恐怖が強い検査です．検査の援助をする際には，患者さんの訴えをよく聞いて，全身の状態や顔色，表情を観察します．検査中（10〜15分間）は，不安を取り除くために励ましの声をかけましょう．また，終了後は止血が確認できるまで付き

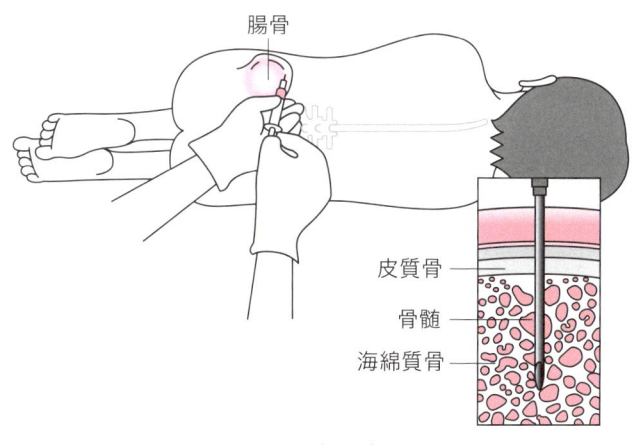

図 9-4 骨髄穿刺の穿刺部位（腸骨）

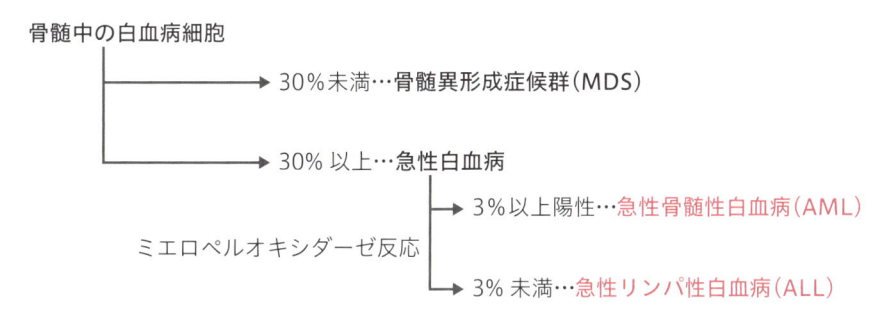

図 9-5 急性白血病の分類

添いましょう．

　現在の WHO の分類では，骨髄中の芽球の割合が 20％以上なら急性白血病と診断します．さらに FAB 分類（French-American-British classification）があります．FAB 分類では，骨髄中の白血病細胞が 30％以上で急性白血病とし，30％未満の場合を骨髄異形成症候群（MDS）としています（図 9-5）．さらに，骨髄中の白血病細胞の 3％以上がミエロペルオキシダーゼ（MPO）反応陽性であれば急性骨髄性白血病（AML），3％未満であれば急性リンパ性白血病（ALL）としています（リンパ球には MPO がほとんど存在しないことを利用したもの）．

急性白血病の臨床症状

　急性骨髄性白血病では，骨髄芽球が異常に増殖し続け，そのため正常なはたらきをもつ血球数が減少します．骨髄芽球は成熟した白血球の作用（細菌の貪食）をもたないので，血球の減少による症状（表 9-1）と，白血病細胞の増加による症状が急激に現れます．

　その他にも次のような症状が現れます．

・**リンパ節腫脹**　白血病細胞が増殖するのはおもに骨髄です．骨髄性白血病ではリンパ節腫脹

表 9-1　血球の減少による症状

	症状	看護
赤血球減少	[貧血症状] ・動悸や息切れ，易疲労感，頭痛など ・立ちくらみ	・組織酸素消費量を減少させるために安静を保持します． ・酸素吸入，輸血をおこないます． ・起き上がったときの転倒に注意します．
血小板減少	[出血傾向] ・紫斑や点状出血，歯肉出血など ・排便時肛門からの出血	・打撲や外傷を予防します（ベッド柵による転倒予防，または毛布などによるベッド柵の保護）． ・鼻出血，紫斑，歯肉出血を観察する（やわらかい歯ブラシを使用するが，出血傾向が強い場合は使わず，綿棒や口腔内洗浄機などを使用します．また，楊枝などの機械的刺激を避け，口腔内を傷つけないために食事は熱すぎないようにします）． ・排便をコントロールします（排便時の怒責を防ぎます）．
白血球減少	感染症のリスクが高くなります．	・手洗い，口腔ケア，陰部洗浄をおこないます．

が目立つことは少ないのですが，リンパ性白血病ではリンパ節腫脹の頻度が高くなります．
- **前縦隔腫瘤，脾腫**　リンパ性白血病では胸腺で白血病細胞が増殖し，前縦隔腫瘤を起こすことがあり，それに伴う上大静脈症候群などがみられることがあります．また，脾腫で白血病が発見されることもあります．
- **骨痛，関節痛**　骨膜下に白血病細胞が浸潤した場合に起こることがあります．
- **白血病髄膜炎**　髄膜に白血病細胞が浸潤することで起こります．とくに小児の急性リンパ性白血病では中枢神経に白血病細胞が浸潤しやすいという特徴があります．

次に，急性骨髄性白血病と急性リンパ性白血病をそれぞれくわしく説明します．

急性骨髄性白血病（AML）

急性骨髄性白血病は，FAB 分類によって M0 〜 M7 に分類されます（**表 9-2**）．分類の M3（急性前骨髄球性白血病）では，病初期に播種性血管内凝固症候群（DIC）を起こす危険性が高く，予後を左右する場合があります．ここで DIC について復習しておきましょう．

播種性血管内凝固症候群（DIC）

当たり前ですが，血管中の血液は固まることなく循環しています．血管内皮細胞の表面が平滑（つるつる）なので血小板や凝固因子が吸着しにくいことや，トロンボモジュリンという蛋白質を分泌して血液の凝固を防いでいるからです．そこで血管を切ってしまうなど，血管壁が損傷を受けると，血液の凝固が始まります（**図 9-6**）．つまり健常な場合は，血管が破綻してはじめて凝固する仕組みになっています．しかし DIC では，血管の損傷が生じたわけでもないのに血管内で凝固能が亢進します．

DIC は基礎疾患に合併して起こりますが，その基礎疾患の 1 つに白血病があります．

DIC を起こすと，全身の血管内で凝固が開始されます．そして凝固が起こると必ずそれを

表 9-2 FAB 分類による AML

M0	急性未分化型骨髄性白血病	M4	急性骨髄単球性白血病
M1	急性未分化型骨髄芽球性白血病	M5	急性単球性白血病
M2	急性分化型骨髄芽球性白血病	M6	赤白血病
M3	急性前骨髄球性白血病（APL）	M7	急性巨核芽球性白血病

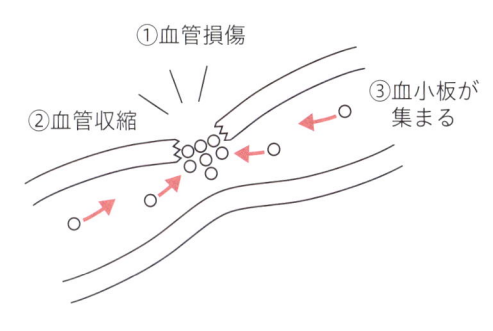

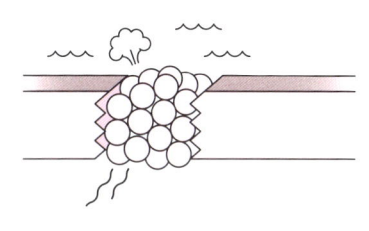

図 9-6 止血反応（1 次止血）

溶かそうとする線維素溶解のはたらき（線溶）が現れますので，凝固と線溶が次々に起こり，血小板や凝固因子が大量に消費され出血傾向をきたします．また，血管内で生じた微小血栓によってさまざまな臓器が虚血となり臓器障害を引き起こします．

急性前骨髄球性白血病（APL）では，白血病細胞から放出される組織因子（第Ⅲ因子）によって凝固系が活性化し，プラスミノゲン活性化因子によって線溶が過剰となります（図 9-7）．

- **DIC の診断**　① 基礎疾患の有無
  ② 出血傾向による症状，臓器障害
  ③ 血液検査：消費による血小板減少，フィブリノゲン減少，線溶の結果生じたフィブリン分解産物（FDP）高値
- **DIC の治療**　DIC は基礎疾患に合併して生じるので，まずは基礎疾患の治療が最も重要となります．基礎疾患が良くなれば DIC も良くなるからです．

凝固能が亢進している場合（血栓優位）は，抗凝固療法としてヘパリンの静脈内持続点滴注射をおこないます．凝固が亢進し，血小板数が著しく低下している場合（出血優位）は，合成プロテアーゼ阻害薬などを用います（図 9-8）．出血症状が強い場合にはヘパリンは使用してはいけないことになっています．

急性リンパ性白血病（ALL）

急性リンパ性白血病は，FAB 分類によって L1 〜 L3 に分類されます．小児では約 95％が急性型で，そのうち約 80％が急性リンパ性白血病です．幼児が急性リンパ性白血病を発症した場合は，自覚的な症状を訴えることができません．発熱や哺乳不良による体重増加不良，元

(図の見方：——→（関与），〜〜〜→（変化））

図 9-7 凝固と線溶

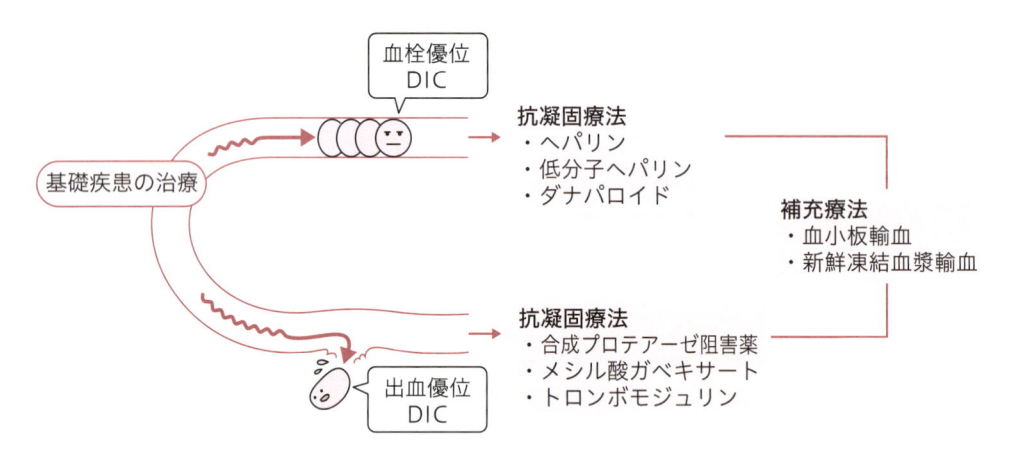

図 9-8 DIC の治療

気のなさなどの症状，脾腫，リンパ節腫脹などから発見されることもあるので，臨床症状の理解が必要となります．

表 9-3 白血病の治療でおもに用いられる抗癌薬

	薬品名	おもな特徴的な副作用
急性骨髄性白血病 （AML）	イダルビジン	心筋障害，下痢，口内炎など
	シタラビン	悪心・嘔吐，中枢神経毒など …使用量にもよりますが，時間短縮により血中濃度の上昇に伴う中枢神経系毒性の増加，時間延長により薬剤の曝露時間増加に伴う骨髄抑制の遷延が生じるため，設定時間を厳守します．
急性前骨髄球性白血病 （APL）	オールトランス型レチノイン酸（ATRA）による分化誘導療法	レチノイン酸症候群（ATRAによる分化した成熟好中球がサイトカインを放出することで，呼吸困難，発熱，浮腫などを生じます）
急性リンパ性白血病 （ALL）	ドキソルビジン	心筋障害，間質性肺炎など
	ビンクリスチン	末梢神経障害，間質性肺炎など
	L-アスパラキナーゼ	アナフィラキシーショック，脳出血，急性膵炎など
	プレドニゾロン	高血糖，満月様顔貌，中心性肥満など
小児のALL	メトトレキサート （髄腔内注入）	肺線維症，重篤な粘膜障害

急性白血病の治療

抗癌薬による治療（化学療法）

　複数の抗癌薬による化学療法を繰り返しおこないます．白血病の治療は，total cell kill（白血病細胞を1つも残さず消失させること）の概念にもとづいておこなわれます（ただし，65歳以上の高齢者や臓器障害を合併している人は，状態に合わせた治療が選択されることもあります）．

　化学療法は，完全寛解を目指して，寛解導入療法→寛解後療法（地固め療法・維持・強化療法）の順におこなわれます．完全寛解とは，抗癌薬で白血病細胞を減少させ，正常な造血が十分に回復し，白血病細胞が一見してなくなって見える状態になったことをいいます．白血病発症時は体内に約 10^{12} 個の白血病細胞が存在しています．寛解導入療法後には約 10^9 個の白血病細胞が残っていて，寛解後療法をおこなわないと再発します．

　白血病の治療でおもに用いられる抗癌薬を**表 9-3**にまとめました．

　急性前骨髄球性白血病だけは，増殖力を抑えるために寛解導入療法にオールトランス型レチノイン酸（ATRA）が用いられます．

　小児の急性リンパ性白血病は，寛解導入療法に用いる薬剤が中枢神経や精巣などへ到達しないことが多いこと，急性リンパ性白血病は急性骨髄性白血病に比較して中枢神経への浸潤を起こしやすいことから，予防的に抗癌薬（メトトレキサート）を髄腔内に注入します（**図 9-9**）．成人のALLの5年生存率は10～30％ですが，小児では予後不良因子がない場合は80～90％に達しています．

クモ膜
クモ膜下腔

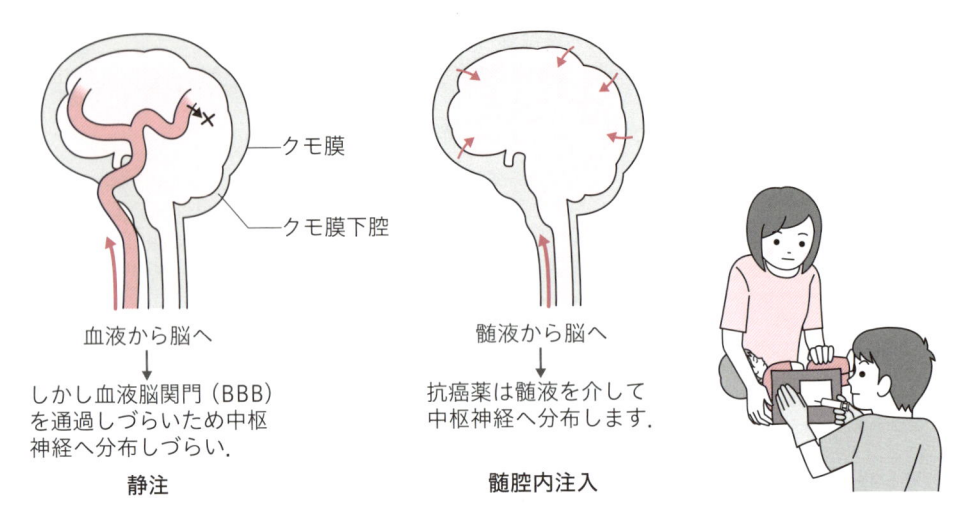

血液から脳へ
しかし血液脳関門（BBB）を通過しづらいため中枢神経へ分布しづらい．
静注

髄液から脳へ
抗癌薬は髄液を介して中枢神経へ分布します．
髄腔内注入

図 9-9　小児の ALL でおこなう髄腔内注入

補助治療薬としての造血因子

化学療法として用いる抗癌薬には，骨髄抑制による汎血球減少という副作用があります．この副作用を抑える目的で，いくつかの造血因子を補助治療薬として用います．これを支持療法といいます．

- **G-CSF（顆粒球コロニー刺激因子）**　好中球などの顆粒球の造血因子です．白血病だけでなく，多くの化学療法後の好中球減少に対して用いられています．副作用に脾腫，ショックなどがありますので注意します．
- **M-CSF（マクロファージコロニー刺激因子）**　単球とマクロファージの生成促進因子です．間接的に好中球や血小板の産生も促進しますので，白血病における化学療法後や骨髄移植後にも用いられます．

造血幹細胞移植

化学療法のみでは治癒が難しい場合や予後不良因子などがある場合には，造血幹細胞移植をおこなうことがあります．造血幹細胞移植については後でくわしく説明します（p158）．

慢性骨髄性白血病（CML）

慢性骨髄性白血病（CML）の病態・症状

慢性骨髄性白血病は，造血幹細胞に染色体の転座が生じて発症します（転座とは，染色体の一部が途中でちぎれて，他の染色体と入れ替わることで，CML では 9 番染色体と 22 番染色体が途中で入れ替わっています）．この染色体をフィラデルフィア染色体といいます．

急性白血病では未分化芽球が腫瘍化し増殖しますが，慢性骨髄性白血病の場合は分化能力をもっているので未熟なものから成熟したものまで，さまざまな分化段階の細胞が増殖します（図9-10）．初期には成熟した好中球が増加しますが，自覚症状はほとんどなく，4〜5 年経過す

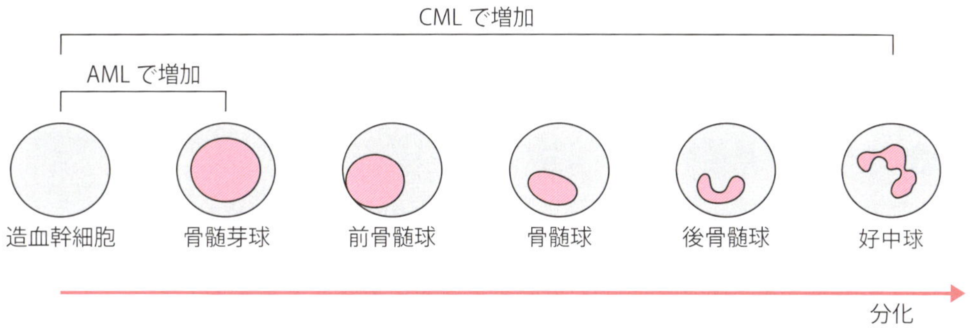

図 9-10　造血幹細胞の分化と AML・CML の比較

るとついには未分化の芽球が増加するようになり，この時期を急性期といいます．ほとんど症状のない慢性期から急性期に変化することを「急性転化」といいます．急性期になると，急性白血病と同様の症状を呈します．

慢性骨髄性白血病（CML）の治療

慢性骨髄性白血病は慢性期のうちから治療を始め，急性転化を生じさせないようにすることが重要です．分子標的薬による治療や，適応があれば造血幹細胞移植をおこないます．

分子標的薬

イマチニブ（グリベック）を毎日内服します．イマチニブは分子標的薬といって，腫瘍細胞に特有な化学分子のみをターゲット（標的）にして傷害する薬です．慢性骨髄性白血病の治療ではフィラデルフィア染色体を傷害します．また，これまでの抗癌薬と違って正常組織への影響が少ないので，副作用を抑えられます．現在，イマチニブで治療を受けた場合の 5 年生存率は 90％程度といわれています．

慢性リンパ性白血病（CLL）

慢性リンパ性白血病（CLL）の病態・症状

慢性リンパ性白血病は，B 細胞の一種が腫瘍化したものです．慢性リンパ性白血病の初期はほとんど症状がありませんが，悪化すると，免疫力の低下やリンパ節腫脹，脾腫などをきたします．病期はゆっくりと進行しますが，再発を繰り返すことがあり，治癒が難しい病気といえます．

慢性リンパ性白血病（CLL）の治療

病期の進行はゆっくりですので，悪化が確認されるまでは治療を開始しません．病気が悪化した場合にはシクロホスファミドやフルダラビンなどを用いて抗癌薬治療をおこないます．慢性リンパ性白血病は高齢者の発症が多いため，造血幹細胞移植の適応例は限られています．

父　　　母

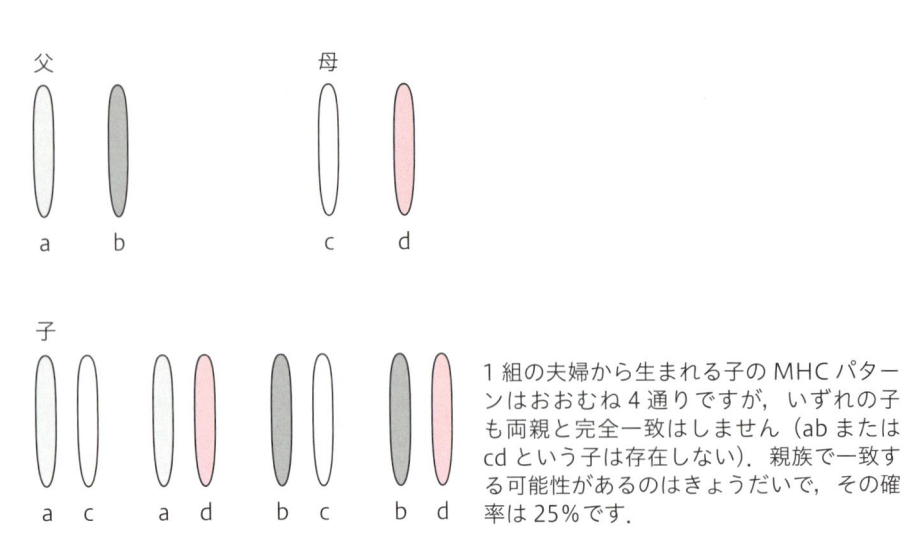

a b　　c d

子

a c　　a d　　b c　　b d

1組の夫婦から生まれる子のMHCパターンはおおむね4通りですが，いずれの子も両親と完全一致はしません（abまたはcdという子は存在しない）．親族で一致する可能性があるのはきょうだいで，その確率は25％です．

図9-11　MHC適合ときょうだい

表9-4　造血幹細胞移植の種類とメリット・デメリット

	メリット	デメリット
骨髄移植	歴史が古く実施データが多い．	ドナーに全身麻酔などの負担があり，採取時の死亡例もある．
臍帯血移植	ドナーに負担がない．MHCの不適合でも移植できる幅広さがある．	生着日数が長い．GVL効果が得られにくい．採取時に量が足りないことがある．
末梢血幹細胞移植	ドナーへの負担が少ない．短期間で採取できる．	ドナーがG-CSFの副作用を発症することがある．

造血幹細胞移植

　造血幹細胞移植とは，正常な造血幹細胞を移植して正常な造血をできるようにする治療法です．造血幹細胞はヒトの骨髄と臍帯血，そして微量ながら末梢血にも含まれています．一般に臓器移植では，免疫による拒絶反応に関係するMHC（主要組織適合遺伝子複合体）という身体の暗証番号のような遺伝子が問題となります．この適合率が低いと移植臓器の生着率が下がり，拒絶反応が出やすくなります．造血幹細胞の移植はこの適合率がかなりシビアで，ほぼ完全に一致していないと移植できません．たとえば生体腎移植や肝移植では，ある程度一致すればおこなえるので，親子（一致率約50％）や夫婦（ほぼ他人）間での移植例もあります．ところが骨髄移植の場合では，親子や夫婦間の移植はまず不可能で，唯一きょうだいだけが約25％の確率で完全一致します（**図9-11**）．適当な骨髄提供者（ドナー）が見つからなければ，骨髄バンク〔日本骨髄バンク（JMDP）〕に登録して非血縁のドナーを探します．
　造血幹細胞移植の種類には，骨髄移植，臍帯血移植，末梢血幹細胞移植があります（**表**

表 9-5 無顆粒球症時の感染予防対策

食事	病院食が理想ですが，治療による随伴症状のために摂取が困難な場合は，病院食以外のもので補食することがあります．基本的に摂取してよいものは加熱・滅菌されたもの，個別パックされたものです． ［飲食してはいけないもの］ ・生肉，生魚（刺身），生みそ，生卵，納豆 ・皮をむかないで食べる果物（イチゴ，ブドウ，サクランボ），ドライフルーツ ・滅菌されていないヨーグルト，かいわれ大根
クリーンルーム管理	患者さんは抗癌薬などの副作用から生じる身体的な苦痛や，クリーンルームから出られないストレスが生じます．しかしそのような環境下でも感染症対策，内服などを確実におこなう必要があります．患者さんの苦痛を理解して寄り添い，患者さんの闘病が孤独にならないようにかかわることが大切です．
感染症対策	［輸液管理］ ・刺入部の観察や感染予防をおこないます． ［身体の清潔］ ・可能なかぎりシャワー浴をおこなうことが望ましいのですが，貧血による転倒に十分注意します． ・シャワー浴が困難な場合は，清拭や足浴，洗髪をおこなって清潔の保持に努めます． ・食事前の手洗い，排便後の手洗いを徹底します． ・口腔ケア 　十分な口腔内のケアは肺炎予防にもつながります． ［内服］ 　悪心・嘔吐，口腔内の疼痛のために内服が困難となりやすいのですが，真菌感染やヘルペスウイルスに対する予防的な内服が必要となります．
環境整備	通常の清掃でよいのですが，生花を置くことは禁止します．
面会	心身の苦痛や不安がある患者にとって，家族の面会はつらさを軽減させることもあれば，リスクもありますので，看護師は患者さんと家族の面会を調整していくことが必要です．

9-4）．いずれの方法でも，白血病の細胞が存在している状態では失敗する可能性が高くなります．正常造血幹細胞も死滅させるほどの強力な化学療法と放射線の全身照射などの前処置をおこなって，白血病細胞を根絶させますので，激烈な副作用が生じます．また，白血病による正常細胞の抑制が存在しているところに，さらに大量の抗癌薬による骨髄抑制が生じます．十分な対策，ケアが必要となります．

前処置による骨髄抑制が生じた結果，好中球が 500/μL 以下となった状態を無顆粒球症といいます．患者さんが無顆粒球症となったら，感染予防対策が重要です（表 9-5）．抗癌薬投与によって消化管粘膜が傷害されていて，消化管のバリア機能も低下しているため，食事などにも制限があります．また，クリーンルームでの管理となります．

骨髄移植

提供者（ドナー）は，MHC（主要組織適合遺伝子複合体）が適合している方です．血液型

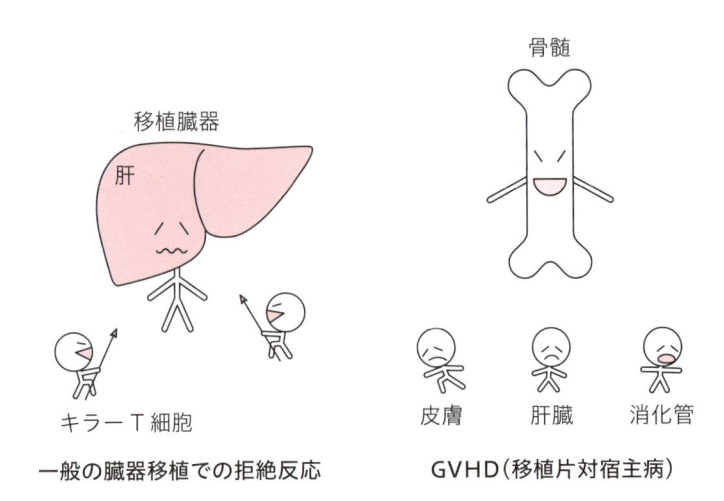

図9-12　GVHDのイメージ

は新しい骨髄によって改められますので，必ずしも一致する必要はありません．
　まずドナーから骨髄液を採取します．全身麻酔を施したドナーの腸骨から注射器で骨髄液を採取します．よく誤解されがちですが，ここで必要としているのは造血に必要な骨髄液で，脳を保護する髄液（脳脊髄液）ではないので注意しましょう．
　患者さんは，通常の使用量を上回る大量の抗癌薬と放射線によって，事前にすべての造血細胞を死滅させて（前処置），クリーンルームに入ります．そして，ドナーから採取した骨髄液を静注して骨髄の生着を待ちます．仮に生着したとして，そこまでに約2週間かかり，そこから新しい骨髄が造血を始めるのに約1カ月かかりますので，その間も感染予防のためクリーンルームで過ごします．
　造血幹細胞移植の合併症では，GVHD（graft-versus-host disease，移植片対宿主病，図9-12）が問題となりますが，同種骨髄移植ではとくに頻度が高いです．これはドナーの骨髄液に含まれるリンパ球が，患者さんの組織を異物とみなして攻撃することによって起こります．おもに障害されるのは，皮膚，肝臓，消化管で，致命的に重症化することもあります．ただし，GVHDによって，患者さんに残存している白血病細胞が攻撃の対象となるGVL（graft-versus-leukemia，抗白血病）効果も期待できます．難しいところですが，ある程度のGVHDは再発の予防にはよいと考えられます．また，GVHDの応用として，強力な前処置に耐えられない患者さんの場合，前処置を軽減するかわりに移植骨髄によるGVLを期待する移植方法（ミニ移植）も存在します．
　さらに，移植の合併症としては感染症に注意しなければなりません．拒絶反応もGVHDも免疫によって起こりますので，移植後半年間は免疫抑制剤としてプレドニゾロンなどの副腎皮質ステロイドを投与することが必要です．長期間にわたって易感染状態となり，とくにウイルス感染やカンジダなどによる真菌感染のリスクが高くなります．ウイルスには抗ウイルス薬，真菌には抗真菌薬（アムホテリシンBなど）が処方されます．

臍帯血移植（CBT）

　臍帯血は出産後の臍帯と胎盤に含まれる血液で，ここには胎児の造血に必要だった造血幹細胞が大量に含まれています．この臍帯血の造血幹細胞は，もともと母子間の血液を仲介しているので適合の幅が広く，GVHDのリスクが少ないというメリットがあります．デメリットは採血において必要量の確保が難しいこと，生着率が低く，そこに至る期間も長くかかることがあります．日本は世界一の臍帯血移植実績を誇りますが，公的臍帯血バンクは現在財政難から数が減っています．

末梢血幹細胞移植

自家末梢血幹細胞移植

　通常，末梢血に造血幹細胞はほとんど存在しませんが，G-CSF（顆粒球コロニー刺激因子）などの造血因子を投与すると，末梢血からでも移植に必要な量の造血幹細胞を採取できます．自家末梢血幹細胞移植は患者さんの末梢血から癌化していない正常な造血幹細胞を採取してから，強力な化学療法をおこない，その後，採取した正常な造血幹細胞を戻して造血機能を回復させます．もともと患者さん自身の造血幹細胞ですので，必ず適合してGVHDも起こらないメリットがありますが，必要量の正常な造血幹細胞を採取するのが難しいという問題があります．

同種末梢血幹細胞移植

　「同種」ですので，他人からの末梢血幹細胞移植です．ドナーに造血因子を投与することによって造血幹細胞を採取・移植します．骨髄移植に比べてドナーの負担が軽く簡単なことから最近増えてきた方法です．

［白血病の国家試験問題にチャレンジ！］

　最初のページに出題した国家試験問題にチャレンジしてみましょう．
　――――解けましたか？　それでは，解説を始めます．

［例題9-1］

正答は選択肢 1. です．

　急性骨髄性白血病（AML）では，正常な造血が障害されます．加えて，寛解導入療法による抗癌薬の副作用によって，貧血・易感染・出血傾向となります．月経時には細心の注意が必要となります．

161

[例題9-2]

正答は選択肢3．です．

　化学療法の開始から1週間が経過して，抗癌薬による脱毛がみられ，白血球と血小板が低下していることから，易感染と出血傾向が考えられます．ちなみに，移植片対宿主病（GVHD）は輸血や骨髄移植をしなければ発症しません．

[例題9-3]

正答は選択肢1．です．

　患者さんの発言からは，食べなければならないという焦りがうかがえます．抗癌薬の嘔吐症状はつらい場合が多く，中心静脈栄養を実施していることから「無理して食べる必要はない」と伝えます．寛解導入療法によって，高度な易感染状態となりますので，クリーンルームから出ることは原則できませんし，含嗽などの口腔ケアは必須となります．また，抗癌薬の副作用は後遺症が残るものもあります．

おわりに

　いかがでしたか？　白血病は現在でもそのほとんどが原因不明で，予防法もまだ確立していない難しい疾患群です．映画やドラマなどの世界でも，悲劇的な不治の病であるかのように描かれ，世間の誤解もいまだに多いと個人的には感じています．しかし，これまでお話ししたように，白血病の領域は，骨髄や染色体などの検査精度の向上，造血幹細胞移植や抗癌薬による治療など，医学的な進歩がとても目覚ましい分野です．進行度にもよりますが，早い段階での寛解率も改善しています〔急性骨髄性白血病（AML）の完全寛解率は90％以上（日本成人白血病治療共同研究グループ）〕．やはり，白血病でも早期発見と早期治療が大切なのです．

　冒頭でお話ししたように，白血病は国試での出題率も高い疾患です．この Chapter が国試勉強の手助けになり，看護師として現場で活躍する際の正しい知識を身につけることにつながれば幸いです．

　それでは，白血病の類題にチャレンジしてみましょう．

実践力養成 白血病の類題にチャレンジ！

[問題 9-1] 骨髄移植後 10 日の子どもへの対応で適切なのはどれか．【第 91 回】
 1．食べ物は加熱する．
 2．他児がいないときにプレイルームで遊ばせる．
 3．室内では本人もマスクをつける．
 4．おもちゃの持ち込みは禁止する．

　　次の文を読み［問題 9-2］［問題 9-3］［問題 9-4］の問いに答えよ．【第 99 回】
　36 歳の男性．妻と 2 歳の娘との 3 人暮らし．急性骨髄性白血病の診断で，中心静脈カテーテルが挿入され，寛解導入療法が開始された．妻は入院時に「娘が自分のそばを離れたがらず，夫の付き添いができない」と話した．

[問題 9-2] 化学療法開始後 10 日．白血球 500/μL，血小板 30,000/μL．悪心が続き食事摂取がほとんどできず，高カロリー輸液が開始された．妻は「病気に負けてしまう」と涙ぐみ，患者は「妻は子どものことで大変なので，私は早く退院できるようにしないと」と食事摂取に意欲を示している．この時期の食事の選択で適切なのはどれか．
 1．妻，子どもと一緒に病院のレストランでの食事
 2．栄養補助飲料を凍らせたシャーベット
 3．冷やしたイチゴ
 4．経管栄養

[問題 9-3] 3 歳年上の兄とヒト白血球抗原〈HLA〉が適合したため，血縁者間骨髄移植が検討された．ドナーとなる兄への説明で適切なのはどれか．
 1．兄が免疫抑制薬を内服する．
 2．全身麻酔下で骨髄液を採取する．
 3．骨髄液採取部位は翌日までドレーンを挿入する．
 4．兄の退院の目安は患者に生着が確認されるころである．

[問題 9-4] 移植後 60 日．患者は軽度の移植片対宿主病〈GVHD〉のため退院の見通しがたずにいる．看護師が外出を促すと妻に付き添われて外出するが，すぐに病室に戻ってきてしまうことを繰り返している．ドナーの兄が面会に来て患者を励ますが，布団をかぶって顔を合わせずにいる．意思の疎通に問題はない．この患者の状態で最も考えられるのはどれか．
 1．被害妄想
 2．情動失禁
 3．拘禁症状
 4．兄への申し訳なさ

次の文を読み［問題 9-5］［問題 9-6］［問題 9-7］に答えよ．【第 86 回】
　27 歳の女性．夫と 3 歳の娘との 3 人暮らし．2 週間前から全身倦怠感があり，3 日前から 39℃前後の発熱，歯肉の腫脹および両大腿部の皮下出血がみられ入院した．体温 38.6℃，脈拍 98/分．白血球 51,800/mm³，赤血球 286 万/mm³，Hb 8.0g/dL，血小板 14,000/mm³，フィブリノゲン 450mg/dL，CRP 0.5mg/dL．急性骨髄性白血病と診断され，寛解導入療法が開始された．

［問題 9-5］入院時のアセスメントで適切なのはどれか．
a．歯肉部に白血病細胞の浸潤が考えられる．
b．細菌感染の合併が考えられる．
c．鉄欠乏性貧血が考えられる．
d．溶血性尿毒症症候群が考えられる．
　1．a, b　　2．a, d　　3．b, c　　4．c, d

［問題 9-6］入院中の看護で適切なのはどれか．
a．下肢のマッサージを行う．
b．くだものを勧める．
c．排便時には努責しないように説明する．
d．ポビドンヨード含嗽液でうがいをするように説明する．
　1．a, b　　2．a, d　　3．b, c　　4．c, d

［問題 9-7］寛解導入療法中の看護で適切でないのはどれか．
1．子どもの面会は制限することを説明する．
2．月経時にはタンポンの使用を勧める．
3．血圧測定はすばやく行う．
4．排便時は肛門部を洗浄するよう説明する．

次の文を読み［問題 9-8］［問題 9-9］［問題 9-10］の問いに答えよ．【第 104 回】
　A ちゃん（10 歳，女児）は，両親と 3 人で暮らしている．発熱と顔色不良とを主訴に受診し入院した．血液検査データは，Hb7.5g/dL，白血球 75,000/μL，血小板 4 万/μL であった．骨髄検査の結果，急性リンパ性白血病（acute lymphocytic leukemia）と診断された．医師が両親と A ちゃんに対し，病名と今後の抗癌薬治療および入院期間について説明した．両親はショックを受けていたが現実を受け止め，今後の治療や入院生活について質問し，経済的な不安を訴えた．

［問題 9-8］両親に情報提供する社会資源として最も適切なのはどれか．
1．養育医療
2．自立支援医療
3．児童扶養手当
4．高額療養費制度
5．小児慢性特定疾病の医療費助成

[問題9-9] Aちゃんは中心静脈カテーテルが挿入され，寛解導入療法が開始された．抗癌薬が投与された後，維持液が100mL/時間で持続点滴されている．Aちゃんは「点滴が始まってから何回もおしっこが出ている．点滴を止めてほしい」と話している．Aちゃんの訴えを受け止めた後のAちゃんに対する看護師の説明で適切なのはどれか．
1.「体の中の水分が足りないから必要だよ」
2.「白血病細胞をやっつけるために必要だよ」
3.「ご飯があまり食べられないからご飯の代わりに必要だよ」
4.「やっつけた白血病細胞のせいで腎臓を悪くしないために必要だよ」

[問題9-10] 入院後4カ月．Aちゃんは治療が順調に進み，退院して外来で維持療法を行うことになった．今後，学校に通学する際のAちゃんと母親に対する説明で適切なのはどれか．
1.「体育は見学してください」
2.「授業中はお母さんが付き添いましょう」
3.「給食はみんなと同じものを食べてよいです」
4.「日焼け止めクリームを塗って登校してください」
5.「体育館での全校集会は参加しない方がよいです」

解答と解説

[問題9-1]
正答は選択肢1．です．

骨髄移植後2週間以上はクリーンルームに入りますので，食べ物は過熱した滅菌食となります．原則としてクリーンルームからは出られませんが，室内でマスクをつける必要はなく，私物も滅菌できるものであれば持ち込み可能です．

[問題9-2]
正答は選択肢2．です．

白血球数が500/μLしかないので，病室からは出られません．食事摂取に意欲を示していることから，栄養価の高い補助飲料をシャーベット状にしたものは食べやすいでしょう．しかし，消化管粘膜もダメージを受けていると考えられます．そのため経管栄養は適していません．

[問題9-3]
正答は選択肢2．です．

兄はドナー（提供者）ですので，全身麻酔下で腸骨から骨髄液を採取されます．髄液採取後は滅菌ガーゼを当て，圧迫固定をして骨髄の回復を待ちます．個人差もありますが，だいたい2日後には退院となるのが一般的です．

[問題9-4]
正答は選択肢4．です．

患者さんの気持ちとして，せっかくお兄さんから骨髄液をもらったのに，いまだ退院のめどが立たないことに申し訳ない気持ちがうかがえます．

[問題 9-5]
正答は選択肢 1．です．
急性骨髄性白血病（AML）と診断され，寛解導入療法が開始された事例です．
a．歯肉部に白血病細胞の浸潤が考えられる．　→○
　歯肉の腫脹や疼痛は，白血病細胞の浸潤によるものが多いです．
b．細菌感染の合併が考えられる．　→○
　白血病と診断され発熱していることから感染の可能性が高いです．
c．鉄欠乏性貧血が考えられる．　→×
　赤血球と Hb の低下は白血病による貧血です．
d．溶血性尿毒症症候群が考えられる．　→×
　溶血性尿毒症症候群（HUS）はおもに食中毒の症状です．

[問題 9-6]
正答は選択肢 4．です．
a．下肢のマッサージを行う．　→×
　血小板が 14,000/mm^3 しかなく，すでに両大腿部の皮下出血がみられているので，マッサージは適切ではありません．
b．くだものを勧める．　→×
　抗癌薬の副作用によって口内炎を生じるので，食事は粘膜を刺激しないように固いものや酸っぱいもの，辛いものなどの刺激物は避けましょう．
c．排便時には努責しないように説明する．　→○
　患者さんは現在，血小板の減少によって出血傾向です．怒責から腸管出血することもあるので避けるよう指導します．
d．ポビドンヨード含嗽液でうがいをするように説明する．　→○
　患者さんは易感染状態にあるため，感染予防としてポビドンヨード液や抗真菌剤などを使用しての含嗽が必要です．

[問題 9-7]
正答は選択肢 2．です．
1．子どもの面会は制限することを説明する．　→○
　患者さんは易感染状態にあるため，ある程度の面会制限が必要です．
2．月経時にはタンポンの使用を勧める．　→×
　膣粘膜が傷つき，出血したり感染したりするおそれがあるので，タンポンの使用は避けます．
3．血圧測定はすばやく行う．　→○
　血圧を測定する際の圧迫でも皮下出血をきたすので，手早く測定します．
4．排便時は肛門部を洗浄するよう説明する．　→○
　感染予防のために外陰部の清潔保持は重要です．

[問題 9-8]
正答は選択肢 5．です．
1．養育医療　→×
　養育医療は，未熟児に対する医療給付です．

2. 自立支援医療　→×
　　自立支援医療は，障害者総合支援法に含まれていて，更生医療（身体障害者が対象），育成医療（身体障害児が対象），精神通院医療（精神障害者が対象）があり，かかった医療費を軽減する制度です．
3. 児童扶養手当　→×
　　児童扶養手当は，両親の離婚などによってひとり親家庭になった場合に支給される手当です．
4. 高額療養費制度　→×
　　小児の白血病は医療費の助成が受けられるので，原則として高額療養費の対象になりません．
　　（医療保険以外の制度から医療費が支給される場合はそちらが優先となります）
5. 小児慢性特定疾病の医療費助成　→○
　　小児の白血病は小児慢性特定疾患治療研究事業の対象で，医療助成を受けられます．

[問題 9-9]
正答は選択肢 4. です．

　インフォームドアセントといって，子どもの理解度に応じて説明することが大切です．10 歳の A ちゃんは，ある程度のことはしっかりと理解できると考えられます．維持液の点滴は腎機能の保護のためであることをわかりやすく説明しましょう．

[問題 9-10]
正答は選択肢 3. です．

　治療が順調に経過したことによって，外来での維持療法になったということは，A ちゃんは寛解期に入って症状が安定していると考えられます．

1. 「体育は見学してください」　→×
　　外来での維持療法中は体育に参加しても問題はありません．
2. 「授業中はお母さんが付き添いましょう」　→×
　　授業までお母さんが付き添う必要はありません．
3. 「給食はみんなと同じものを食べてよいです」　→○
　　寛解期では加熱食の必要はないので，給食は普通に食べて構いません．
4. 「日焼け止めクリームを塗って登校してください」　→×
　　日光に当たっても問題はありません．
5. 「体育館での全校集会は参加しない方がよいです」　→×
　　白血球の数値にもよりますが，マスクなどで保護すれば問題ありません．

Chapter 10　統合失調症

例題
第93回看護師国家試験問題

次の文を読み［例題10-1］［例題10-2］［例題10-3］に答えよ．

48歳の男性．統合失調症（精神分裂病）の診断で入院し，3カ月の治療を受けて退院した．合併症はみられない．アパートで一人暮らしを始めたが，前回退院後拒薬がみられたため，主治医の指示により退院と同時に医療機関の訪問看護部門による訪問看護が開始された．アパートは閑静な住宅地にあり，訪問中にほとんど騒音は聞こえない．訪問の頻度は週1回であった．

［例題10-1］患者は退院後常に耳栓をし，訪問看護師が来ると外していた．この状況の原因で正しいのはどれか．
1. 思考奪取
2. 被影響体験
3. 幻聴
4. 思考吹入

［例題10-2］患者は電話を設置することをいやがり，次回の訪問予定は，訪問時に看護師と打ち合わせることになっていた．ある日，訪問看護の他の対象者が急変して予定が変更になったが，訪問看護師はそれを患者に知らせることができなかった．15分遅れて患者宅に到着したところ，患者はドアを開けようとせず「馬鹿にしているなら帰れ」と怒鳴った．対応で誤っているのはどれか．
1. 怒りすぎるのは良くないと説明する．
2. 時間に遅れた理由を説明する．
3. 時間に遅れたことを謝罪する．
4. 馬鹿にしているのではないことを説明する

［例題10-3］患者は2週に1回の外来受診の際，「訪問看護は1カ月拒否する」と主治医に伝えた．主治医と訪問看護部門のスタッフは，ケースカンファレンスを開いて今後の対応を話し合った．対応で適切なのはどれか．
1. 拒薬防止のため訪問看護は継続する．
2. 再開を前提に1カ月訪問を中断する．
3. 訪問看護は今後適用しない．
4. 至急入院の手続きをとる．

（解答・解説はp178）

> **統合失調症と国試問題**
>
> 統合失調症の問題は，毎年必ず1問は出題されています．精神障害の中核を占める重要な病気であり，1,000人に2～4人は罹患する身近な病気でもあります．また，精神科入院患者22万人のうち約62％がこの病気によるものです．統合失調症は今後も頻出される疾患だと思いますので，この機会にマスターしておきましょう．最近では，状況設定問題で看護を問うものが多く，入院から在宅までの継続看護や社会資源の活用など，幅広い知識が問われる問題が増えています．

［ 統合失調症の理解と看護 ］

それでは，今回のメインテーマ「統合失調症」のお話を進めましょう．

統合失調症とは

統合失調症は，思考や行動，感情などを1つの目的に沿ってまとめていく力，すなわち統合する力が長期的に低下する病気です．精神障害の中核を占める重要な病気であり，精神科入院患者22万人のうち約62％がこの病気によるものです（平成23年度患者調査）．有病率は1,000人中2～4人と推定され，出現頻度に男女差はみられません．多くは思春期から30歳くらいまでに発症しますが，男性は女性に比べ発症年齢が若い傾向にあります．

統合失調症の根本的な原因はいまだ不明ですが，遺伝説（一般人口に比較して，家族が統合失調症をもっているほうが発症しやすいことが知られている）や，神経化学的仮説（発症には，脳内のドパミンが関係しているというドパミン仮説）などがあり，現在最も支持されているのはストレス－脆弱性モデルです．少し説明しておきましょう．

ストレス－脆弱性モデル

このモデルは，これまで述べられてきた遺伝説や神経化学的仮説などを統合的にとらえて考察したものです．神経伝達物質，遺伝といった生物学的因子と，社会・家族・認知機能といった心理社会的因子の相互作用によって脆弱性が形成され，それにライフイベント（受験や就職）などの身体的あるいは心理・社会的な急性ストレスが加わって精神機能の変調を引き起こし，発症するという説です（図10-1）．

統合失調症の病型

また，統合失調症には，おもに破瓜型，緊張型，妄想型の3つの病型があります．表10-1にそれぞれの特徴を示しました．このような病型の特徴を理解することが，看護の方向性を見いだす助けになります．

```
                          脆弱性の形成

        生物学的因子              心理社会的因子
        ・神経伝達物質            ・社会
        ・遺伝                    ・家族
                                  ・思考, 知覚, 認知, 注意, 記憶

                        ▼
                        ▼
                        ▼  ← 急性ストレス(ライフイベントなど)
                        ▼
                        ▼
                        ▼

                    精神病性症状 発症
```

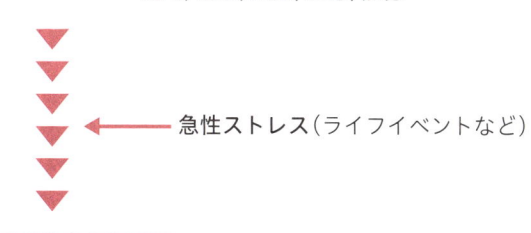

図 10-1　ストレス－脆弱性モデル
(阿部　裕：統合失調症．「学生のための精神医学」．第3版，太田保之，上野武治編，p76，2014．を参考に作成)

表 10-1　統合失調症の病型

病型	破瓜型	緊張型	妄想型
好発年齢	15～25歳	20歳前後	30歳前後
特徴	・感情鈍麻や自閉などの陰性症状が主です． ・症状は目立たず潜伏的に進行し，怠学や不登校で気づかれることが多いようです．会話や行動はまとまりがなく，次第に自閉・無為の状態となり，人格の崩れが生じます． ・統合失調症のなかでは最も予後が悪いタイプとされています．	・突然の緊張病症状で発症します． ・緊張病性興奮や緊張病性昏迷を交互に繰り返します． ・数日から数週間で軽快し，病勢増悪を反復しながら，周期的に経過します．症状が消失している寛解期には，それほど大きな人格の崩れはありません． ・比較的予後の良いタイプとされています．	・急性もしくは亜急性に発症します． ・幻覚や妄想などの陽性症状が目立ち，妄想は被害的な内容が多いようです． ・陰性症状はあまり目立たず，それほど大きな人格の崩れはみられません．

統合失調症の症状

　統合失調症では，知覚・思考・感情・自我・意欲などのさまざまな精神機能に異常がみられ，その結果が症状として現れます．これらの症状は，大きく陽性症状と陰性症状に区分され，それぞれの特徴は**表 10-2**のようになります．

　それでは，統合失調症で出現しやすい症状を具体的にみていきましょう．

表 10-2　統合失調症の陽性症状と陰性症状

陽性症状	・普通はありえない知覚や思考，行動などが出現するものです． ・発症時や急性期にみられます．
陰性症状	・普通はあるはずの意欲や感情，自発性，活動性といったものが低下したり，失われたりするものです． ・慢性期によくみられ，陽性症状より目立ちません．

表 10-3　よくみられる妄想

関係妄想	自分に関係していない事柄を自分に関連づけてしまう妄想です． 「テレビや新聞で自分のことを報道している」など
注察妄想	四六時中，見張られているという妄想です． 「道を歩いているといつも誰かに見られている」など
追跡妄想	絶えず誰かに尾行されているという妄想です． 「外出すると誰かが決まって後をつけてくる」など
被毒妄想	自分が摂取するものの中に毒が混ざっているという妄想です． 「食物の中に毒が入れられている」など
血統妄想	自分の血筋は天皇や偉人とつながっているという妄想です． 「私は皇族の家系である」など
宗教妄想	さまざまなことを宗教に関連づけてしまう妄想です． 「自分は神に召された救世主である」など

陽性症状

思考の障害

[妄想]

　妄想は思考内容の障害です．周りで起こる出来事に対する訂正不可能な誤った確信です．他の人がどんなに正しく認識させようとしても，本人にとっては揺るぎない確信のため受け入れません．よくみられるものとして**表 10-3** のものがあります．

[連合弛緩（れんごうしかん）]

　連合弛緩は思路の障害です．思考の流れのなかで関連性と統一性が欠け，論理的関連がなく，思考のまとまりがなくなるものです．何を話すのかという思考目標が定まらず，無関係な話題が入ったり途中が省略されたりするため，周囲の人は話の内容を理解することが難しくなります．

[滅裂思考（めつれつしこう）]

　滅裂思考とは，意識清明な状態で生じるまとまりのない思考です．患者さんが何を言っているのか，話の意味がまったく通じず，思考過程に統一性を欠いた状態です．単語をただ羅列しただけになることもあり，これは言葉のサラダとよばれ，統合失調症に特有の症状です．

[作為体験（さくいたいけん）]

　作為体験とは，自分の考えや行動が他人から操られていると感じるもので，統合失調症に特有の症状です（**表 10-4**）．自分が考えて行動するという意識が弱まることで生じると考えられることから，自我意識の障害ともよばれます．

表 10-4　よくみられる作為体験

思考吹入	思考が吹き込まれて入ってくる，つまり他人の考えが頭の中に吹き込まれて入ってきたと感じることです．
思考奪取	思考が奪取される，つまり自分の考えが他の誰か（何か）に抜き取られると感じることです．
思考干渉	思考が干渉される，つまり自分の考えが他人に操られると感じることです．
思考伝播	思考が伝播する，つまり自分の考えが周囲に知れわたっていると感じることです．
被影響体験	身体に影響するような体験をする，つまり他の誰か（何か）によって身体が異常をきたすように感じることです．たとえば「電磁波で脳の中をいじられている」「身体の中に盗聴器が仕掛けられている」などと感じることです．

表 10-5　よくみられる幻覚

幻 聴	単に音が聞こえるだけのこともありますが，人の声が聞こえてくることが非常に多く，内容がつかめないものからはっきりと意味のある声が聞こえるものまであります．また，特定の人の声であったり，お互いに話し合っている声であったりと，さまざまです．内容の多くは，自分に対する悪口，非難，あざけり，噂など被害的なものです． ※思考化声（しこうかせい）：自分の考えていることが他人の声となって聞こえることです．
幻 視	実際に存在しないものが見えることです．幻聴に比べるとはるかに少ない症状です．
幻 触	触覚の幻覚で，たとえば皮膚の上を虫が這いまわる，身体に電気をかけられてビリビリするなどの感じがあります．
幻 嗅	物が腐った臭いや排泄物の臭いがするといった嗅覚の幻覚です．
幻 味	腐った味，苦い味など，不快な味として感じられることの多い味覚の幻覚です．統合失調症では，毒の入った味と受け止めることも多く，そのために「毒殺される」などと被害的に受け止められることもあります．
体感幻覚	幻触と同類の幻覚です．身体的な病変がないのに，「脳が溶けて流れ出している」「お腹の中に犬がいる」などといった奇妙な知覚体験として訴えられます．

知覚の障害
[幻覚]

　幻覚とは，現実にはまったく存在しないものが見えたり，聞こえたり，感じたりすることです．統合失調症にみられる幻覚の大部分は幻聴です．幻覚には**表 10-5**のものがあります．

陰性症状

感情の障害
[感情鈍麻]

　感情鈍麻とは，人間のもっている多彩で，敏感な，深みのある豊かな感情が失われてしまった状態です．そのため，感情の起伏が極端に少なくなったり（平板化），無感情になったりします．重度の場合には，他人や周囲の出来事に配慮や反応がなくなり，無関心で行動も遅く，自発的な行動が失われます．

意欲の障害
[無為]

　無為とは，自発的に目的をもったまとまりのある行動が認められず，終日ぶらぶらしていたり，また一室に閉じこもってごろごろ寝ていたりする状態です．程度の差はありますが，何もする気が起きない，かといって退屈でもなく，そのような自分に苦痛や疑問を感じない場合が多いようです．統合失調症で，とくに慢性に経過した状態のときに多く認められる中核症状です．

[自閉]

　自閉とは，現実世界（他者）との接触を失い，または接触を拒否し，自分だけの世界に閉じこもって生活することをさします．自分だけの空想的世界のみで生きるようになるため，意欲や行動の減退につながります．

薬物療法

　現在，治療の中心は薬物療法です．しかし，病気の説明のところで述べたように，統合失調症はいまだ原因不明です．そのため，薬物は症状を緩和させるものであり，病気を治療できるものではありません．

　それでも，症状に効果のある薬物が開発されたことによって，この病気を患っている人たちの生活を激変させることができました．他人には見えないものを見えるといい，聞こえないものを聞こえるという行動をとる人がいた場合に，周囲の人はどのように対応するでしょうか．日本の歴史において，手かせ足かせの拘束具でしばったり，座敷牢のような建物内に閉じ込めて監禁し，人前に出ないようにしたりと，人間らしい扱いをされてこなかった事実があります．薬物の開発によって，この病気を患っている人たちは，拘束具や監禁から解放され，このような扱いを受けることなく普通の生活が送れるようになりました．

　おもに使用される薬物は抗精神病薬です．抗精神病薬は，その薬物の特徴から定型抗精神病薬と非定型抗精神病薬に分けられます．定型抗精神病薬にはクロルプロマジンとハロペリドールがあり，それ以降につくられた薬物は非定型抗精神病薬とよばれています．非定型抗精神病薬は，定型抗精神病薬の重篤な副作用などを改良してつくられています．**表10-6**にそれぞれのおもな作用，副作用をまとめました．

　定型抗精神病薬は，脳内のドパミンが多く放出されていることによって幻覚・妄想が出現するという陽性症状に主眼を置いてつくられた薬物であるため，陽性症状には大変効果を発揮します．しかし，陰性症状についての効果はみられません．また，ドパミンの放出を止める作用が強いため，副作用にドパミン不足によるパーキンソニズムなどの錐体外路症状（あとで説明します）が出現してしまいます．これらを改良したものが非定型抗精神病薬です．陽性症状だけではなく，陰性症状にも効果がみられます．ただし，陽性症状に対する効果は定型抗精神病薬よりも弱いため，強い陽性症状の場合には，重篤な副作用が出現するとわかっていても定型抗精神病薬を使用することがあります．

　次に副作用について説明します．

表10-6 抗精神病薬の作用と副作用

分　類 （一般名）	定型抗精神病薬 （クロルプロマジン・ハロペリドール）	非定型抗精神病薬 （リスペリドン・オランザピン・クエチアピンなど）
作　用	鎮静や催眠作用が強いです．陽性症状に効果がありますが，陰性症状には効果がありません．	陽性症状だけではなく，陰性症状にも効果があります．
副作用	錐体外路症状が出現しやすいです．悪性症候群が出現する可能性があります．	錐体外路症状が出現しにくいです．体重増加や血糖値上昇（オランザピン・クエチアピン），悪性症候群が出現する可能性があります．

抗精神病薬の副作用

錐体外路症状

　筋の緊張や微細な運動などを不随意的に調節しているのが錐体外路系神経の機能ですが，抗精神病薬（とくに定型）はしばしばこの微妙な機能を障害するため，錐体外路症状が出現してきます．

［パーキンソニズム］

　仮面様顔貌，筋強剛，無動，振戦，流涎などパーキンソン病と似た症状を呈します．動作は緩慢となり，前傾姿勢で小刻みな歩き方となるため，転倒しやすくなります．服薬後数日から1カ月前後に出現することが多いようです．

［急性ジストニア］

　急性に起こる筋緊張性の運動異常で，頸部が側方や後方につっぱったり，舌が突出したり，眼球が上方に上がったり，身体がねじれたりします．服薬後数日以内に起こることが多いようです．

［遅発性ジスキネジア］

　おもに口唇周囲の常同的な不随意運動です．意志とは無関係に，口をもぐもぐさせて何かをかんでいるような動きをします．不可逆性で，現在での根治的療法はありません．数年以上の長期にわたる服薬の場合に出現することがあります．

［アカシジア］

　静座不能症ともよばれ，下肢のムズムズした異常感のため焦燥的となり，そわそわと落ち着きがなくなってしまい，じっとしていられない状態をいいます．服薬後数日から1カ月前後に出現することが多いようです．

悪性症候群

　最も重篤な副作用です．出現頻度は低いのですが，急激に発症し生命危機に直結するような症状が出現するため，速やかな処置が必要になります．おもな症状は，38℃以上の高熱，筋肉の硬直，頻脈，嚥下障害，呼吸困難などです．また，白血球増加や著明なCK（クレアチンキナーゼ）値の上昇もみられます．服薬中のすべての人に可能性がありますが，とくに大量投与時や増量時には注意が必要です．

代謝異常

　食欲亢進による体重増加や耐糖能異常による高血糖などが出現することがあります．とくにオランザピンやクエチアピンの服用時には注意が必要です．

抗コリン症状

　副交感神経の伝達物質であるアセチルコリンの分泌を抑えてしまうことによる症状です．おもに消化管臓器に分布している副交感神経のはたらきが悪くなり，口渇・尿閉・便秘などが抗コリン症状として出現します．

統合失調症の看護

　これまで説明したような症状が出現したり，治療を受けたりしている人に対して，私たち看護師はどのようにかかわればよいのでしょうか．ここからは看護について説明します．

患者さんへの接し方

　患者さんは一般に病識がないことが多いため，症状を病気によるものととらえられないことも見受けられます．このようなときは安易に否定しないようにします．また，他人の言動を被害的に受け止めやすく，限られた人にしか関心を示しませんが，友人や仲間が欲しいという強い気持ちはもっています．看護師は，無理に患者さんの空間に入ろうとせず，横に一緒にいながら，患者さんがほっとできるような環境づくりをすることが重要です．

　また，患者さんの話をよく聞き，つねにあたたかく受容的な態度で接することが重要です．そのためにはしっかり傾聴し，思いや苦悩を理解することです．

幻覚や妄想への対応

　患者さんの幻覚・妄想に対する訴えに対しては，肯定も否定もすることなく，話をよく聞くことで患者さんの心の重荷を下ろさせることが重要です．

　看護師が肯定することで，幻覚・妄想を事実として確信をもってしまう可能性があります．また，詳細に内容を尋ねることで，妄想の体系化につながる危険性もあるため，肯定はしません．しかし，幻覚・妄想は患者さんにとっては事実であるため，看護師が否定すると，自分の言動を信じてもらえないという猜疑心や不信感をもってしまう可能性があります．

　このようなことから看護師は，幻覚・妄想に対して肯定も否定もしませんが，患者さんは幻覚・妄想があることによって，不安や恐怖などつらい思いをされていることをしっかり受容します．

服薬への援助

　向精神薬の一定の効果を維持するためには確実な服薬が重要となります．とくに抗精神病薬は，一定の効果が現れるまでに時間がかかること，効果よりも先に出現した副作用がつらいこと，病識がなく服薬の必要性を理解していないことなどにより，自己判断で服薬を中止してしまう患者さんも少なくありません．また，幻覚・妄想などの症状によって拒薬する人もいます．服薬ができていない場合にはその理由を聞き，患者さんの思いや心配していることを理解し，そのうえで十分な説明や配慮をおこない，確実な服薬に努めます．

　また，寛解状態であっても，再発防止のためには少量の服薬を少なくとも2〜3年は続ける必要があるため，入院中だけではなく退院後も見据えた継続的な看護が重要となります．

セルフケアへの援助

統合失調症の患者さんは，病気の経過によって，また患者さん個々によって，さまざまな様態をみせます．その際に看護師がアセスメントしたいのは症状レベルだけではなく，症状によって日常生活でのセルフケアがどの程度できなくなっているかということです．

陽性症状が強い場合には，幻覚・妄想の世界にとらわれて現実世界である日常生活でのセルフケア活動がおろそかになります．また，陰性症状が強い場合には，無関心の範囲が日常生活のことにまで及んで，セルフケア活動そのものが滞ってしまいます．

この場合の看護の基本は，患者さんが整容などのセルフケアに注意や関心をもち，自分からおこなうようにすることです．その際には，患者さん個々の習慣や個性が密接に関連し合っているので，それらをよく理解したうえで，現在のセルフケア能力や症状レベルからアセスメントし，無理のない形で援助する必要があります．また，日常生活でのセルフケア活動についても，入院中だけではなく退院後も見据えた継続的な看護が重要です．

退院後に使える社会資源

社会復帰への支援として使用できる社会資源は，目的や対象によってさまざまなものがあります．おもな支援の特徴を表10-7にまとめました．

表10-7　退院後に使えるおもな社会資源

資源内容	特　徴
精神科デイケア	集団を単位として社会生活機能の回復を図ることを目的とします．統合失調症から神経症性障害などまで幅広く適用され，通院治療よりも積極的で濃厚な治療をおこなうことができます．
就労継続支援	企業などに雇用されることが困難な障害者を対象として，生産活動などの機会を提供し，就労に必要な知識や能力の向上のための訓練や支援をおこなう事業です．
就労移行支援	一般企業への就労を希望する65歳未満の障害者が受けることができる支援です．多くの場合，一般就労への移行を目標とします．標準的な利用期間は2年間です．
グループホーム	地域の共同生活の場において，相談や日常生活上の援助をおこないます．日中は就労や就労継続支援などのサービスを利用している精神障害者および知的障害者で，地域において自立した日常生活を営むうえで，相談などの日常生活上の援助が必要な者が対象となります．
訪問看護	目的は，医師の指示にもとづき看護師が退院した患者さんに継続的なケアを提供することにより，再発防止や病状悪化の早期発見に努め，社会生活への適応を促進することです．また，疾患をコントロールしながら，生活の維持，セルフケアの向上を図ります．
ホームヘルプサービス	居宅において，入浴，排泄または食事の介護その他のサービスを提供します．

統合失調症の国家試験問題にチャレンジ！

最初のページに出題した国家試験問題にチャレンジしてみましょう．
―――――解けましたか？　それでは，解説を始めます．

[例題 10-1]
正答は選択肢 3．です．

・客観的情報：アパートは閑静な住宅地にあり，訪問中にほとんど騒音は聞こえない．
　　　　　　　退院後常に耳栓をしていた．

　統合失調症で最も多い症状は被害的な幻聴です．幻聴は本人には実際の声として聞こえています．いつも自分にとって嫌な内容の声が聞こえていたら，耳を塞ぎたくなりませんか．耳栓をする行為は幻聴のある人には多く認められます．

　他の選択肢についても説明しておきましょう．選択肢 1．2．4．は作為体験であり，自分の考えや行動が他人から操られていると感じる症状です．自分の思いとは関係なく，他人に操られていると感じることによってさまざまな行動が認められ，一貫性に欠けてきます．しかし，文中にそのような行動に対する情報はありません．また，「4．思考吹入」の場合は，他人の考えが頭の中に吹き込まれて入ってきたと感じますが，これらは命令として声が聞こえてくるわけではなく，考えとして浮かんでくるような感覚ですので，耳栓をするという行動をとるとは考えられません．

[例題 10-2]
正答は選択肢 1．です．

・客観的情報：電話の設置を嫌がっていた．
　　　　　　　退院後常に耳栓をしていた．
　　　　　　　訪問時間が 15 分遅れたことに対して怒っている．
・主観的情報：「馬鹿にしているなら帰れ」

　客観的情報から，患者さんは幻聴をきたしていると考えられます．また，電話の設置を嫌がっているのは，他者からの回避行動か，または幻聴などの症状に関連した患者さんなりの理由にもとづいてのものと考えられます．しかし，これまでの訪問は拒否せずに受け入れることができていたことから，今回怒っている原因は予定の時間より遅れたことに対してであり，幻聴に大きく左右されているわけではないと考えられます．主観的情報から，被害的なとらえ方をしている可能性があり，まずは遅れたことに対する謝罪と遅れた理由の説明が必要です．幻聴による行動ではないと思われるので，説明することで落ち着くと考えます．注意するような発言は，看護師に対する不信感につながり，今後の訪問看護に大きな影響を及ぼしてしまう可能性があるため不適切です．したがって，選択肢 2．3．4．が適切なかかわり方です．

[例題10-3]
　　正答は選択肢 2. です．

・客観的情報：前回退院後拒薬がみられたため，主治医の指示で訪問看護が開始された．
　　　　　　　退院後常に耳栓をしている．
　　　　　　　2週に1回の外来受診はできている．
・主観的情報：「訪問看護は1カ月拒否する」

　主観的情報から，今回は訪問の遅れが原因となって訪問看護自体を拒否するに至ったと考えられます．しかし，前回の退院後に拒薬がみられたため，主治医の指示で訪問看護が開始されたという客観的情報から，もともと患者さん本人は訪問看護を希望していたわけではないことがうかがわれます．また，統合失調症では病識がない患者さんも多く，前回の退院後に拒薬がみられたことからも，患者さんが服薬を継続することの重要性を理解できていない可能性もあります．

　これらのことから，現段階では訪問看護により，病状の観察と服薬管理をおこなうことが必要であると考えます．しかし今回は，訪問の遅れによって怒っている状態であり，1カ月拒否をするという強い意志を示しています．訪問看護の必要性が高くても，選択肢1.のように患者さんの意志を尊重せずにこのまま訪問看護を続けると，信頼関係に大きな影響を及ぼしてしまう可能性があります．2週に1回の外来受診はできていることから，再開を前提に期間を決めて距離を置くというかかわりが適切だと考えられます．

　選択肢3.のように訪問看護を適応しないのは不適切です．また，日常生活への大きな支障や近隣トラブルの情報はありませんので，選択肢4.のように入院をする必要はありません．

おわりに

　いかがでしたか？　これまでお話ししたように，統合失調症は精神障害において重要かつ身近に起こりえる病気です．しかし，いまだ原因は不明であり，1つの症状をみても多様な現れ方があるため，把握が難しい病気といえます．

　とくに統合失調症によくみられる症状である幻覚や妄想は，他の人には見えたり聞こえたりしないため理解されることが難しく，患者さんは不安や孤独感を抱きやすくなります．また，これらの症状にとらわれると日常生活に必要な行動さえできなくなってしまい，さらに現実社会から孤立してしまいます．

　だからこそ看護師として活躍するみなさんには，患者さんに不安や孤独感を感じさせないかかわりや，ご自身ではできない日常生活への援助を通して，患者さんを支えていく役割と使命があると考えます．統合失調症に対する正しい知識と技術を身につけ，社会のなかで「その人らしさ」を失わずに生きていけるように支援していってください．

　それでは，統合失調症の類題にチャレンジしてみましょう．

実践力養成 統合失調症の類題にチャレンジ！

[問題 10-1] 統合失調症に多くみられるのはどれか．【第85回】
 1. 貧困妄想
 2. 嫉妬妄想
 3. 罪業妄想
 4. 関係妄想

[問題 10-2] 妄想の激しい患者に対する基本的な態度で正しいのはどれか．【第89回】
 a. 事実に直面させる．
 b. 患者の気持ちに関心を向ける．
 c. 不安感を和らげる．
 d. 詳しく内容を尋ねる．
 1. a, b　　2. a, d　　3. b, c　　4. c, d

[問題 10-3] 統合失調症で幻聴に苦しむ患者への声かけで適切なのはどれか．【第92回】
 1. 「あまり気にしないほうがいいですよ」
 2. 「どのような声が聞こえてきますか」
 3. 「そのような声は聞こえないはずですよ」
 4. 「苦しそうですね，大丈夫ですか」

[問題 10-4] 統合失調症の陰性症状はどれか．【第97回】
 1. 作為体験
 2. 感情鈍麻
 3. 滅裂思考
 4. 被害妄想

次の文を読み［問題 10-5］［問題 10-6］［問題 10-7］に答えよ．【第85回】
　45歳の男性．妻と10歳の息子との3人暮らし．統合失調症と診断され，数回の入院歴がある．6カ月前から「周囲の人が自分の悪口を言っている」「盗聴器が仕掛けられている」などと言うようになり，会社も辞めてしまい再入院した．薬物療法が開始され，被害的な言動は改善されたが，手指の振戦と流涎とが目立つようになったため，薬物の調整が行われた．その後，妻が離婚を要求し，本人も同意して子どもは妻が引き取ることになり，財産は妻に渡した．現在は引きこもりがちとなり，ぼんやりして臥床していることが多い．

[問題 10-5] 薬物の副作用はどれか．
 1. パーキンソニズム
 2. 遅発性ジスキネジア
 3. アカシジア

4. ジストニア

[問題 10-6] 現時点でのアセスメントで適切なのはどれか.
1. 幻覚・妄想状態は悪化している.
2. 慢性期である.
3. 仕事の確保が先決である.
4. 離婚した妻からのサポートが必要である.

[問題 10-7] 適切な援助はどれか.
a. 生活保護についての情報を提供する.
b. 社会復帰療法に誘う.
c. アパート探しを始めるよう助言する.
d. 子どもについての話題をもちかける.
1. a, b　　2. a, d　　3. b, c　　4. c, d

次の文を読み [問題 10-8] [問題 10-9] [問題 10-10] に答えよ.【第99回】
20歳の男性.両親は5年前に事故で他界し,73歳の祖母との2人暮らし.元来内気で友人も少ない.1年前から「心臓がとける」「動くと心臓が変形して止まりそう」と言い,大学を中退し家に引きこもっている.家では1日中パソコンに向かい昼夜逆転となり,祖母が注意をするが聞き入れない.他県に住んでいた親戚がこのような状況に気づき,本人を連れて精神科病院を受診し,統合失調症と診断され任意入院となった.

[問題 10-8] みられる症状はどれか.
1. 解　離
2. 体感幻覚
3. 心気妄想
4. 被害妄想
5. 思考奔逸

[問題 10-9] 入院2カ月,心臓に対する不安は継続しているものの症状はかなり軽減し,短時間の散歩もできるようになった.薬は看護師からその都度手渡されると拒否することなく服用している.病棟では1人で過ごすことが多く,誘われれば将棋やトランプに参加する.患者は1カ月以内に自宅に退院したいと希望している.退院に向けて優先されるのはどれか.
1. 洗濯の指導
2. 料理教室の勧め
3. 服薬自己管理に向けた支援
4. スポーツを中心とした活動療法の勧め

[問題 10-10] 退院に際し,患者が健康管理について心配しているため訪問看護を利用することとなった.祖母は,入院前は患者の世話や家事一切を行っていたが,最近は変形性膝関節症のため患者の部屋がある2階への行き来や掃除が負担になっている.訪問看護以外で適

切な社会資源はどれか．2つ選べ．
1. 就労継続支援
2. 精神科デイケア
3. グループホーム
4. 社会適応訓練事業
5. ホームヘルプサービス

解答と解説

[問題 10-1]
正答は選択肢 4．です．

「4．関係妄想」は統合失調症に多くみられるものです．それに対し「1．貧困妄想」や「3．罪業妄想」は，うつ病でみられやすい妄想です．「2．嫉妬妄想」は，アルコール依存症の人に特徴的にみられる妄想です．事実無根であるにも関わらず，自分の配偶者が浮気をしているのではないかという強い嫉妬心を抱き，その結果，暴力行為に至ることもあります．

[問題 10-2]
正答は選択肢 3．です．

幻覚・妄想への対応を思い出してください．看護の基本は，幻覚・妄想に対して肯定も否定もせず，幻覚・妄想があることによって起こる不安や恐怖など，患者さんの思いや感情に対して共感し受容することです．

a．と d．の対応は，事実と向き合わせることで緊張が高まり，妄想が激しくなる可能性があります．また，妄想内容をくわしく尋ねることによって，体系化につながる危険性があります．よって，どちらも不適切な対応です．b．や c．の対応によって，患者さんの気持ちに関心を向け，患者さんが体験している不安や恐怖を受容することが重要です．また，不安を表出した場合には，不安感を和らげる必要があります．これらのことから，b．と c．はどちらも適切な対応です．

[問題 10-3]
正答は選択肢 4．です．

この問題も，患者さんの不安や恐怖などの思いや感情に対して共感し受容することが大切です．
選択肢 1．3．の対応は，内容を否定しています．幻聴に苦しんでいる患者さんに対して，内容を否定するようなかかわりは適切ではありません．また，2．のような対応によって，どのような幻聴が生じているのかを把握することも必要ですが，苦しんでいる患者さんを前にした状況では不適切といえます．4．の対応は，苦しんでいる状況を観察し，それをふまえて共感的に言葉をかけています．

[問題 10-4]
正答は選択肢 2．です．

症状のところで説明したように，選択肢 1．3．4．は陽性症状です．

[問題 10-5]
正答は選択肢 1．です．

・客観的情報：薬物療法が開始され被害的な言動は改善された．

手指の振戦と流涎が目立つようになった．
・主観的情報：「周囲の人が自分の悪口を言っている」
　　　　　　　「盗聴器が仕掛けられている」
　主観的情報である「周囲の人が自分の悪口を言っている」や「盗聴器が仕掛けられている」は，幻覚・妄想によるものと考えられます．また，客観的情報にある，薬物療法が開始され被害的な言動は改善されたという内容から，幻覚・妄想のような陽性症状に効果を発揮する抗精神病薬が使用されていると判断できます．さらに，手指の振戦や流涎があるという情報から，抗精神病薬の副作用であるパーキンソニズムであると考えられます．
　これらのことから，選択肢 1．が正答です．その他の選択肢の説明については，薬物療法の副作用の解説を参照してください．

[問題 10-6]
正答は選択肢 2．です．

・客観的情報：薬物療法が開始され被害的な言動は改善された．
　　　　　　　会社も辞めてしまい再入院した．
　　　　　　　妻が離婚を要求し，本人も同意した．
　　　　　　　子どもは妻が引き取ることになり，財産を妻に渡した．
　　　　　　　現在は引きこもりがちとなり，ぼんやりと臥床していることが多い．

　客観的情報に，薬物療法が開始され被害的な言動は改善されたとあり，幻覚・妄想状態は改善してきているといえます．経済的には，客観的情報にもあるように会社を辞めて再入院したことや，離婚する際に財産を妻に渡したことから厳しい状況といえます．しかし，副作用の出現によって抗精神病薬が調整中であることや，現在は引きこもりがちとなりぼんやりと臥床していることが多いことから，陰性症状の無為・自閉が生じていると考えられます．無為・自閉などの陰性症状は慢性化していく過程で多く認められ，現在，患者さんは慢性期であると考えられます．現時点で新しい仕事に就くことは難しいでしょう．また，妻との離婚に本人も同意したことから，今後妻からのサポートは期待できません．
　これらのことから，選択肢 1．3．4．は不適切であり，選択肢 2．が正答となります．

[問題 10-7]
正答は選択肢 1．です．

　慢性期に入り病状も安定してくると，退院を見越して生活上の問題点に着目し調整を図っていくことも重要な看護です．そのときに考慮すべきことは，社会保障の活用です．患者の社会的背景を把握して，その人に必要な社会保障は何かをアセスメントし，適切な情報を提供していくことが大切になります．
　患者さんは離婚しているため，退院後は 1 人で暮らすことが考えられますが，[問題 10-6] でも述べたように早々に就労することも困難な状況だといえます．また，現在は客観的情報にあるような陰性症状がみられていますが，退院後に日常生活を 1 人でおこなっていくためには，生活リズムの改善も重要です．これらのことを考えると，生活保護についての情報提供やデイケアなどの社会復帰療法への促しが適切な援助といえます．
　また，現在の状況からアパート探しは困難であると考えます．さらに，子どもについての話を持ちかける必要性は現時点ではありません．現在の状況でつらい話題に触れることは心的負担となるだけなので，適切ではありません．

これらのことから，a. と b. が適切な援助であり，選択肢 1. が正答となります．

[問題 10-8]
　正答は選択肢 2. です．
・客観的情報：大学を中退し，家に引きこもっていた．
・主観的情報：「心臓がとける」
　　　　　　　「動くと心臓が変形して止まりそう」
　症状のところでも説明しましたが，「心臓がとける」「動くと心臓が変形して止まりそう」などの主観的情報から，身体的な病変がないのに奇妙な知覚体験として訴えられる体感幻覚であると考えられます．
　「1. 解離」は，不安状態に置かれたとき，無意識に外界との接触を絶つという心の防衛機制が働いたものです．意識変容が起こり，記憶と意思を失った状態であり，本人にとって耐えがたいほど強く情動的で不快な体験をきっかけに起こります．解離によって，別の人格への変換（二重人格や多重人格）などが生じることもあります．「3. 心気妄想」は，うつ病の人に多くみられる妄想で，自分は重大な病気にかかっていると思い込む妄想です．「4. 被害妄想」は，統合失調症に多くみられる妄想で，自分に関連づけて被害的にとらえてしまう妄想です．「5. 思考奔逸」は観念奔逸ともいい，関連性の薄いさまざまな思考（観念）が頭の中にどんどん浮かび，次から次へと話題が変わってじょう舌に話すような状態です．躁状態でよくみられるものです．これらに関する情報は書かれていないため，選択肢 2. 以外は不適切であるといえます．

[問題 10-9]
　正答は選択肢 3. です．
・客観的情報：73 歳の祖母との 2 人暮らし．
　　　　　　　入院 2 カ月，心臓に対する不安は継続しているものの，症状はかなり軽減している．
　　　　　　　薬は，看護師からその都度手渡されると拒否することなく服用している．
　　　　　　　病棟では 1 人で過ごすことが多く，誘われれば将棋やトランプに参加する．
　　　　　　　1 カ月以内に自宅に退院したいと希望している．
　ここでのポイントは，客観的情報にもあるように，入院して 2 カ月が経過し心臓の症状はかなり軽減していることです．薬は，看護師からその都度手渡されると拒否することなく服用しているという情報から，看護師の管理のもと確実に服用した薬物効果によって，症状の改善が進んだものと考えられます．現在も看護師が服薬管理をしていますので，1 カ月以内に自宅に退院するには，服薬を自己管理できることが最優先と考えます．このことから，正答は選択肢 3. です．「1. 洗濯の指導」や「2. 料理教室の勧め」は，退院後に 1 人暮らしを予定している場合には優先度が高くなります．しかし，今回は祖母と 2 人暮らしですので，優先されるものではありません．「4. 活動療法の勧め」も，精神科看護において重要な援助項目の 1 つです．情報にもあるように，患者さんは病棟では 1 人で過ごすことが多く，活動性が低下しているともいえます．しかし，誘われれば将棋やトランプに参加するという情報もあります．徐々に活動性が向上しており，病状の回復とともに今後も活動性が拡大することが期待できますので，退院に向けて優先されるものではありません．

[問題 10-10]
　正答は選択肢 2. と 5. です．
・客観的情報：元来内気で友人も少ない．

大学を中退し，家に引きこもっていた．
　　　73歳の祖母との2人暮らし．
　　　1カ月以内に自宅に退院したいと希望している．
　　　祖母は，変形性膝関節症のため患者の部屋がある2階への行き来や掃除が負担になっている．

　精神科デイケアの目的は，集団を単位として社会生活機能の回復を図ることです．客観的情報にあるように，患者さんは元来内気で友人も少なく，大学を中退し家に引きこもっていたなど，集団のなかで人間関係を構築することが不得手であるとも考えられます．このような患者さんに対しては，デイケアのような集団のなかでの訓練が有効であるといえます．また，デイケアは通所しながら生活技能訓練やレクレーション活動などをおこなっていくもので，継続治療・継続看護において重要な役割を果たします．患者さんは服薬管理が重要であり，デイケアにおいて病状の観察や服薬確認をおこなうことも可能です．また，祖母との2人暮らしにおいて日常生活に対する不安も多いと考えられますので，デイケアに通所することが望ましいといえます．

　変形性膝関節症を患っている祖母にとって，2階への行き来や掃除が負担になっています．ホームヘルプサービスは，居宅での入浴，排泄または食事の介護，その他のサービスを提供します．退院後の生活の不安を軽減する意味でも，ホームヘルプサービスの利用は適切だと考えられます．これらのことから，正答は選択肢2．と5．です．

　その他の選択肢については，退院後に使える社会資源の解説を参照してください．

Appendix
関連図のかき方 ワンポイント講座

　みなさんは，実習で患者さんの情報をたくさん収集しましたよね．その情報を整理して，受け持ち患者さんに今，何が起こっているのか？　これからどんなことが起こるのか？　患者さんにどのようになってもらいたいのか？　必要な看護は何か？　これらのことを浮かびあがらせるのが『関連図』です．

　みなさんが学校で習う看護理論やアセスメントの枠組みにはさまざまなものがあります．今回はNANDA-Iの13領域を使って，Chapter7「乳癌」の例題（p117）をもとに関連図をかきました．次のページを見てください．不足している情報がたくさんありますが，それらをふまえたうえでさまざまな問題点が浮かびあがってきます．

　実際の受け持ち患者さんで看護展開するときも，今ある情報，これからとる情報をはっきりさせて，効率的に情報収集できるようにしましょう．

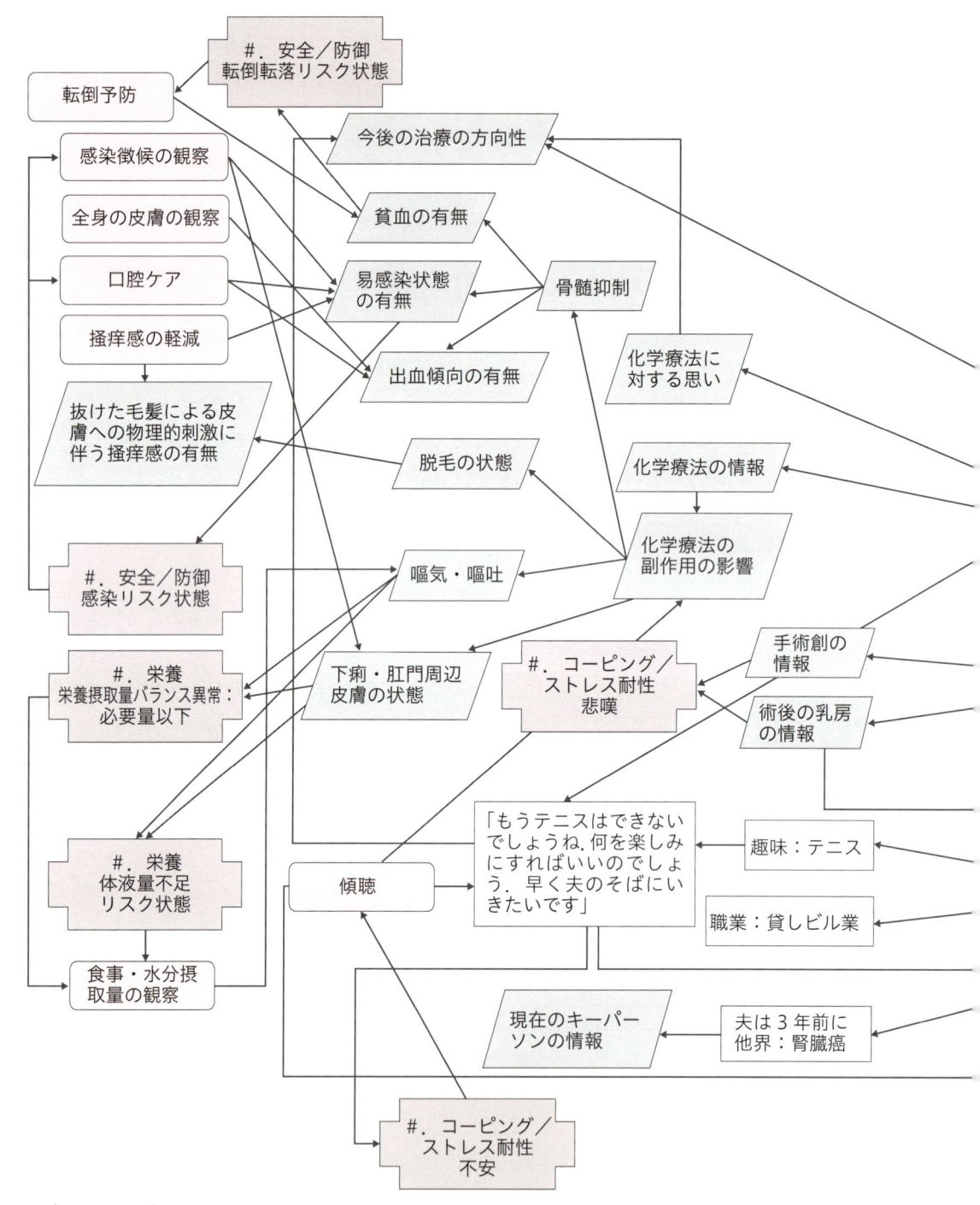

[関連図]

- #．安全／防御　転倒転落リスク状態
- 転倒予防
- 感染徴候の観察
- 全身の皮膚の観察
- 口腔ケア
- 掻痒感の軽減
- 今後の治療の方向性
- 貧血の有無
- 易感染状態の有無
- 骨髄抑制
- 出血傾向の有無
- 化学療法に対する思い
- 抜けた毛髪による皮膚への物理的刺激に伴う掻痒感の有無
- 脱毛の状態
- 化学療法の情報
- 化学療法の副作用の影響
- #．安全／防御　感染リスク状態
- 嘔気・嘔吐
- #．栄養　栄養摂取量バランス異常：必要量以下
- 下痢・肛門周辺皮膚の状態
- #．コーピング／ストレス耐性　悲嘆
- 手術創の情報
- 術後の乳房の情報
- #．栄養　体液量不足リスク状態
- 「もうテニスはできないでしょうね．何を楽しみにすればいいのでしょう．早く夫のそばにいきたいです」
- 趣味：テニス
- 職業：貸しビル業
- 食事・水分摂取量の観察
- 傾聴
- 現在のキーパーソンの情報
- 夫は3年前に他界：腎臓癌
- #．コーピング／ストレス耐性　不安

関連図のかき方

　まず患者さんを中心にします．そして，今ある情報を周りに並べていって，患者さんから矢印で結びます．その情報をもとにさらに広がるはずの情報が，これから情報収集する内容です．情報がある程度出揃ったら，そこに共通の問題点が浮かびあがってきます．その問題点から看護診断を導き出し，具体的に看護ケアの内容を考えていけば，関連図ができあがります．

関連図

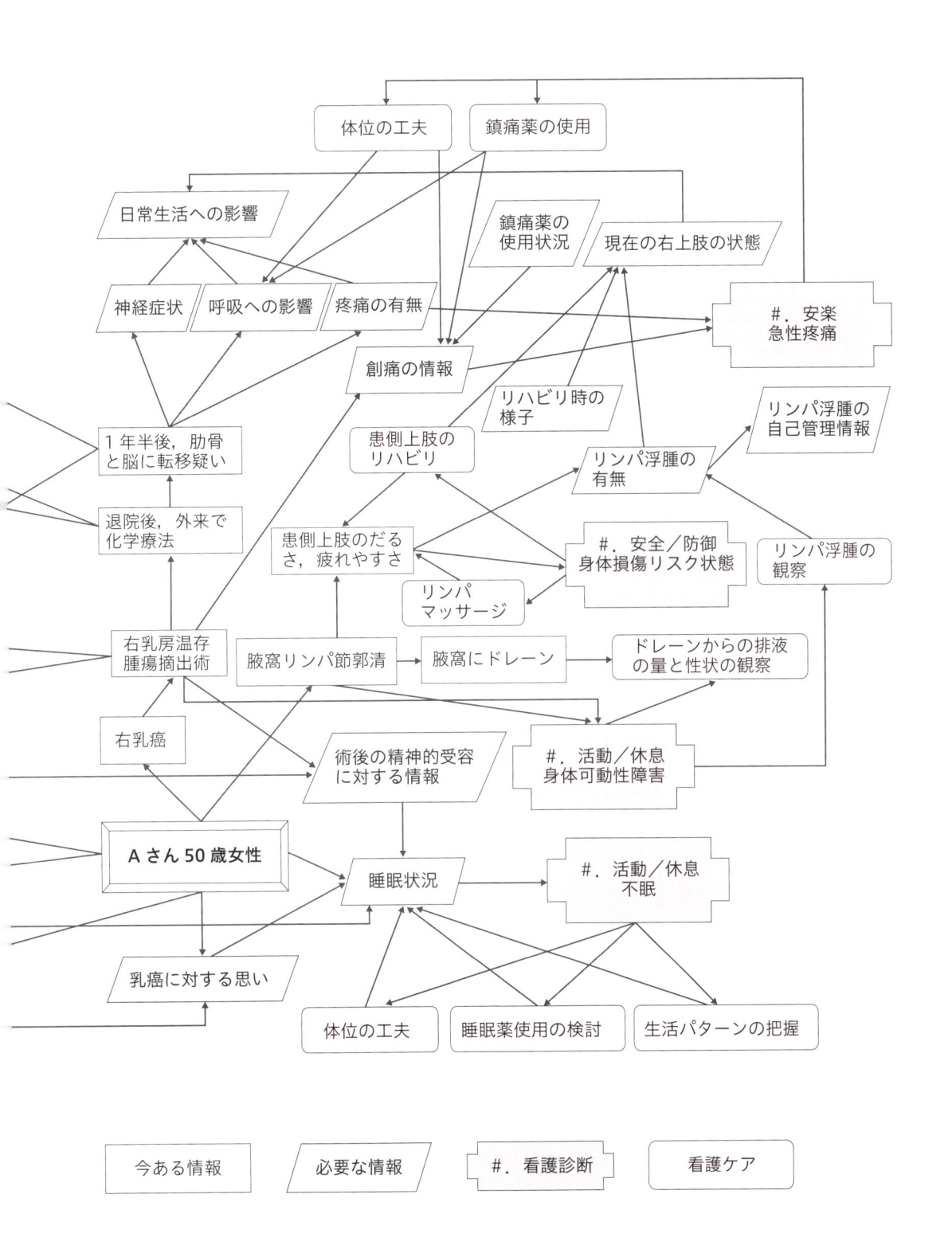

- 体位の工夫
- 鎮痛薬の使用
- 日常生活への影響
- 鎮痛薬の使用状況
- 現在の右上肢の状態
- 神経症状
- 呼吸への影響
- 疼痛の有無
- 創痛の情報
- #．安楽
  急性疼痛
- リハビリ時の様子
- リンパ浮腫の自己管理情報
- 患側上肢のリハビリ
- リンパ浮腫の有無
- 患側上肢のだるさ，疲れやすさ
- #．安全／防御
  身体損傷リスク状態
- リンパ浮腫の観察
- リンパマッサージ
- 1年半後，肋骨と脳に転移疑い
- 退院後，外来で化学療法
- 右乳房温存腫瘍摘出術
- 腋窩リンパ節郭清
- 腋窩にドレーン
- ドレーンからの排液の量と性状の観察
- 右乳癌
- 術後の精神的受容に対する情報
- #．活動／休息
  身体可動性障害
- Ａさん50歳女性
- 睡眠状況
- #．活動／休息
  不眠
- 乳癌に対する思い
- 体位の工夫
- 睡眠薬使用の検討
- 生活パターンの把握

凡例：
- 今ある情報
- 必要な情報
- #．看護診断
- 看護ケア

189

ゼッタイ聞きたい さわ先生の人気講座
看護国試によく出る疾患 BEST 10　　ISBN978-4-263-23679-6

2016年 7月15日　第1版第1刷発行
2020年10月 5日　第1版第3刷発行

　　　　　　　　　　　　　　　著　者　さわ研究所講師陣
　　　　　　　　　　　　　　　発行者　白　石　泰　夫
　　　　　　　　　　　　　　　発行所　医歯薬出版株式会社
　　　　　　　　　　　　　　〒113-8612 東京都文京区本駒込1-7-10
　　　　　　　　　　　　　　TEL.(03)5395-7618(編集)・7616(販売)
　　　　　　　　　　　　　　FAX.(03)5395-7609(編集)・8563(販売)
　　　　　　　　　　　　　　　https://www.ishiyaku.co.jp/
　　　　　　　　　　　　　　　郵便振替番号　00190-5-13816

　　乱丁，落丁の際はお取り替えいたします　　　印刷・教文堂／製本・愛千製本所
　　　　　　　　© Ishiyaku Publishers, Inc., 2016. Printed in Japan

本書の複製権・翻訳権・翻案権・上映権・譲渡権・貸与権・公衆送信権（送信可能化権
を含む）・口述権は，医歯薬出版㈱が保有します．
本書を無断で複製する行為（コピー，スキャン，デジタルデータ化など）は，「私的使用
のための複製」などの著作権法上の限られた例外を除き禁じられています．また私的使用
に該当する場合であっても，請負業者等の第三者に依頼し上記の行為を行うことは違法と
なります．

JCOPY <出版者著作権管理機構 委託出版物>
本書をコピーやスキャン等により複製される場合は，そのつど事前に出版者著作権
管理機構(電話 03-5244-5088, FAX 03-5244-5089, e-mail：info@jcopy.or.jp)の許諾を
得てください．

わかると看護はおもしろい！がバージョンアップ!!

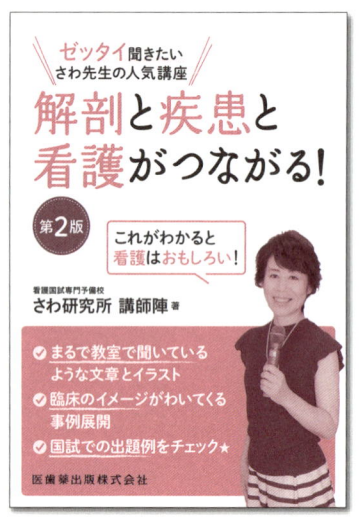

ゼッタイ聞きたい さわ先生の人気講座
解剖と疾患と看護がつながる！

第2版

看護国試専門予備校 さわ研究所 講師陣 著

◆ A5判　192頁　定価（本体1,600円＋税）
◆ ISBN978-4-263-23599-7

看護学生のための国試対策スタート本！

★ 改訂のポイント

- さらにブラッシュアップしてわかりやすい内容に書き換えました！
- 取り上げる事例を見直しました！
- 国家試験の過去問題を刷新しました！

■ おもな目次

第1章　循環器系
第2章　呼吸器系
第3章　消化器系
第4章　脳・神経系
第5章　内分泌系
第6章　腎・泌尿器系
第7章　免疫系

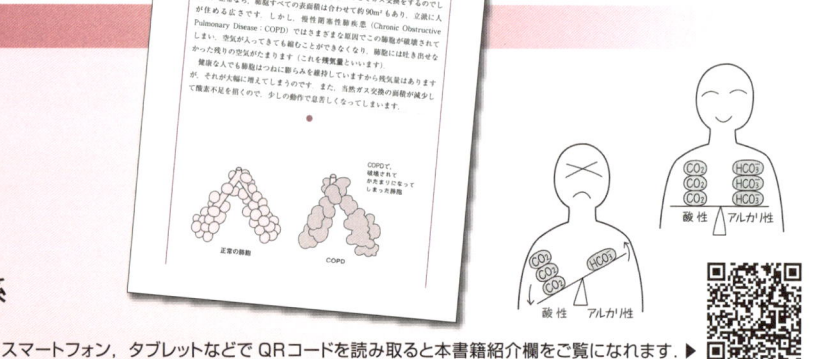

スマートフォン，タブレットなどでQRコードを読み取ると本書籍紹介欄をご覧になれます．▶

医歯薬出版株式会社

〒113-8612 東京都文京区本駒込1-7-10　TEL.03-5395-7610　FAX.03-5395-7611　https://www.ishiyaku.co.jp/